W0199538

LA SCLÉROSE EN PLAQUES

PEUT-ON EN GUÉRIR ?

L'AUTEUR
Dr Bernard MONTAIN

Docteur en Chirurgie dentaire (Faculté de médecine-Paris VII)
Naturothérapeute (Faculté de médecine-Paris XIII)
Psychologue médical (Faculté de médecine-Paris V)
Diplômé en Médecines naturelles (Faculté de médecine-Paris XIII)
Chargé de cours émérite à la Faculté de médecine de Paris
(homéopathie, naturothérapie)

© Guy Trédaniel Éditeur, 2004, 2009

www.editions-tredaniel.com
info@guytredaniel.fr

Tous droits de reproduction, traduction ou adaptation,
réservés pour tous pays.

ISBN : 978-2-84445-528-4

Dr Bernard Montain

LA SCLÉROSE EN PLAQUES

PEUT-ON EN GUÉRIR ?

GUY TRÉDANIEL ÉDITEUR
19, rue Saint-Séverin
75005 Paris

Du même auteur

Art dentaire, clé de la Santé et Naturothérapie
Retz Éditeur, Paris 1989

Les Dangers des Amalgames dentaires
Editions de l'Encre, Paris 1996

Précis d'Aromathérapie dentaire
Editions de l'Encre, Paris 1996

Des bruits dans les oreilles, Les Acouphènes
Guy Trédaniel Éditeur, Paris 1997

La Santé à pleines dents
Guy Trédaniel Éditeur, Paris 1998

Les Dangers des Plombages
Guy Trédaniel Éditeur, Paris 1998

Groupe sanguin, clé de votre caractère
Guy Trédaniel Éditeur, Paris 1999

Les syndromes secs
Guy Trédaniel Éditeur, Paris 2000

Tinnitus
Silberschnur Editeur, D 56593 – Güllesheim 2000

Traité d'Aromathérapie buccodentaire
Guy Trédaniel Éditeur, Paris, 2002

Malocclusione : sorrisi pericolosi
Amrita Edizioni, Torino 2002

Il Gruppo sanguino, Ci suela chi siamo
Amrita Edizioni, Torino 2002

Ottunazioni o velini
Amrita Edizioni, Torino 2002

Acufene
Amrita Edizioni, Torino 2003

À paraître :

Malocclusion : quand les mâchoires déraillent
Guy Trédaniel Éditeur, Paris 2005

« On devine les bévues et les ravages que peuvent entraîner les soins médicaux qui ne visent qu'à l'effacement des effets, sans rechercher ni renverser les causes réelles des maladies. »

Docteur Paul CARTON

PRÉFACE

LA SCLÉROSE EN PLAQUES (S.E.P.)

Voici une confirmation sérieuse de données médicales récentes sur l'origine et les causes de la S.E.P., une maladie éprouvante, aux conséquences dramatiques.

Les données officielles sur l'étiologie de ce problème sont vagues et incomplètes. Notamment, un des facteurs pathogènes reste mal connu du grand public mais aussi de nombreux médecins : c'est le mercure en général – et en particulier celui qui entre dans la composition des amalgames dentaires.

Sans doute, y a-t-il lieu de mentionner, parmi les causes possibles, d'autres facteurs – connus ou supposés. Les recherches scientifiques ne sont pas terminées dans ce domaine.

Le mérite du Docteur Bernard MONTAIN, dans ce domaine comme dans bien d'autres (par exemple, la maladie de GOUGEROT-SJÖGREN ou syndrome des yeux secs) est de mentionner clairement les faits scientifiques et médicaux qui confortent des hypothèses gênantes pour certains intérêts privés ou collégiaux. Les positions du Docteur MONTAIN lui ont valu des ennuis professionnels, mais il ne manque pas de courage, ce qui lui vaut l'estime de ceux qui considèrent que "les faits sont têtus !"

Je souhaite, pour cet ouvrage comme pour les autres de mon ami Bernard MONTAIN, une diffusion large… et justifiée.

André PASSEBECQ, MD, ND
Chargé de cours émérite
(Naturothérapie à la Faculté de médecine Paris XIII).

INTRODUCTION

La Sclérose en Plaques est une maladie relativement répandue, puisqu'elle concerne environ 200 000 Français, un peu moins d'Italiens et un peu plus d'Allemands. Elle se traduit par :

– des déficiences nerveuses :
– des paralysies,
– des tremblements lors de mouvements intentionnels,
– des baisses de l'acuité visuelle,
– des déficits moteurs au niveau des membres inférieurs ou supérieurs,
– des fourmillements,
– des pertes d'équilibre,
– des asthénies (fatigues),
– des crampes musculaires,
– des anesthésies cutanées avec pertes de sensation de chaleur, de froid ou lors de piqûres.

Il est intéressant de noter que **la Sclérose en Plaques fut décrite aux États-Unis à partir de l'utilisation des premiers amalgames dentaires, c'est-à-dire dans les années 1830/1840 !**

La maladie concerne deux fois plus de femmes que d'hommes et touche de préférence des adultes jeunes, entre 20 et 30 ans. Elle se présente sous deux formes :

– dans 90 % des cas, la maladie évolue par poussées successives, suivies d'une phase de régression plus ou moins totale, des séquelles pouvant demeurer après chaque poussée.

Ce qui caractérise cette évolution c'est qu'elle est essentiellement chaotique.

– dans 10 % des cas, des symptômes discrets surviennent qui s'aggraveront ensuite inéluctablement.

En médecine conventionnelle, les traitements sont comme d'habitude uniquement anti-symptomatiques. On utilise alors des corticoïdes qui seront administrés pendant les poussées ou des immuno-suppresseurs chargés d'éliminer la destruction des structures nerveuses par l'immunité.

L'interféron β diminuerait l'intensité des poussées et leur fréquence. **De toute façon aucun traitement chimique ne peut agir sur l'évolution au long cours de la Sclérose en Plaques.**

La solution provient uniquement de la recherche des causes : « *Cherchez la cause, et la cause des causes* », écrivait HIPPOCRATE.

En plus des traitements chimiques le monde allopathique a seulement su instaurer des soins palliatifs aux conséquences de la Sclérose en Plaques, à l'aide de la kinésithérapie, les aides mécaniques ou des aides optiques.

Le traitement **causal** de la Sclérose en Plaques, seul réellement satisfaisant, a franchi un grand pas avec les travaux de KOUSMINE, qui avait traité un grand nombre de sclérosés en plaques avec succès, grâce à ses observations et ses recherches portant sur l'évolution de la nourriture dans un pays comme la Suisse où le public consomme une quantité excessive de produits laitiers et de céréales.

SEIGNALET a par la suite, et avec talent, développé les thèses de KOUSMINE et réalisé un régime alimentaire efficace.

De notre côté, ayant longuement étudié CARTON, et formé par PASSEBECQ, nous ne pouvons qu'adhérer à l'idée de la nécessité d'une alimentation naturelle, dans les cas de Scléroses en Plaques comme dans tous les autres.

Pour CARTON en effet, les causes des maladies sont toujours les mêmes. N'écrivait-il pas : « *la maladie est unique* » ?

Nous inscrivant dans la démarche de PASSEBECQ, l'alimentation n'est pour nous que l'un des facteurs de santé naturelle. **Sa réforme est nécessaire mais pas suffisante.**

Des chercheurs du monde entier ont mis en évidence la relation entre le mercure des amalgames dentaires (ou "plombages") et la

Sclérose en Plaques. 30 ans de pratique (et de succès) ont confirmé ces observations. De toute façon, les faits sont là : la Sclérose en Plaques est apparue en même temps que les premiers amalgames dentaires ! Il ne faudrait cependant pas croire que l'on peut déposer les amalgames aussi facilement qu'on les a posés !

La décontamination mercurielle demande des connaissances en médecine générale, toxicologie et diététique qui ne sont pas enseignées en faculté de chirurgie dentaire. On y enseigne par contre l'innocuité des amalgames dentaires et la bonne façon de les poser !

Heureusement les mentalités commencent à changer. De nombreux procès ont eu lieu, principalement en Allemagne, mais également en Grande-Bretagne et en France, contre l'amalgame dentaire. Le corps médical est alerté, mais il faudra attendre encore de longues années pour que, à l'instar de la Suède, l'amalgame dentaire soit enfin abandonné !

*

*　　*

I.

DÉFINITIONS

ORIGINE DU TERME "SCLÉROSE EN PLAQUES"

Il date des premières observations réalisées par CHARCOT et c'est le plus utilisé dans les pays francophones. CHARCOT avait observé sur le système nerveux central et la moelle épinière, des zones d'altération en forme de surfaces arrondies dénommées par là "*plaques*" (fig.1).

La transformation due aux astrocytes (cellules appartenant au système de soutien du système nerveux central) de la démyélinisation (phénomène de destruction de la myéline entourant les nerfs) s'appelle **SCLÉROSE**. La maladie a donc été nommée selon ses corrélations anatomiques. Ceci ne correspond pas à la réalité puisque l'autopsie a révélé des plaques sclérotiques sur le cerveau et la moelle épinière, le sujet n'ayant jamais présenté de symptômes !

Par facilité, nous continuerons à appeler "**Sclérose en Plaques**" une maladie caractérisée surtout par ses manifestations pathologiques encore appelées "cliniques".

Dans les pays anglo-saxons et malgré ce qui vient d'être dit, on continue à appeler cette maladie en fonction de la corrélation anatomique. On a considéré que la dissémination des lésions dans les parties externes du système nerveux central, était une caractéristique de la maladie. On l'a donc appelée "*Multiple sclerosis*" (MS).

Qu'est-ce que la Sclérose en Plaques ?

Il s'agit d'un ensemble de troubles frappant surtout des jeunes adultes et dont l'origine, pour la médecine allopathique, reste inconnue. Les troubles neurologiques que l'on observe, entraînés par ou corrélés aux fameuses plaques de CHARCOT, sont de différents types :

– moteurs : difficultés de la marche,
– visuels, diplopie (le sujet voit double) ou encore brouillard visuel,
– de l'équilibre ; mauvaise coordination ou sensation vertigineuse,
– sensations diverses,
– problèmes sexuels,
– difficultés urinaires.

Ces troubles évoluent de façon tout à fait aléatoire. Ils sont isolés ou associés, ils diminuent ou augmentent, sont généralement accompagnés d'une grande fatigue et évoluent souvent au cours de la journée. Le réseau nerveux n'étant pas détruit mais seulement diminué, les symptômes, variables d'un moment à l'autre, peuvent, parfois disparaître totalement.

La médecine allopathique ne connaît que les techniques propres à retarder l'évolution de la maladie en réduisant les répercussions organiques, en facilitant le confort et les performances de l'individu.

Pour ce qui est des médecines naturelles il en va tout autrement. Nous le verrons ultérieurement.

*

*   *

Coupe du cerveau en Imagerie par Résonance Magnétique

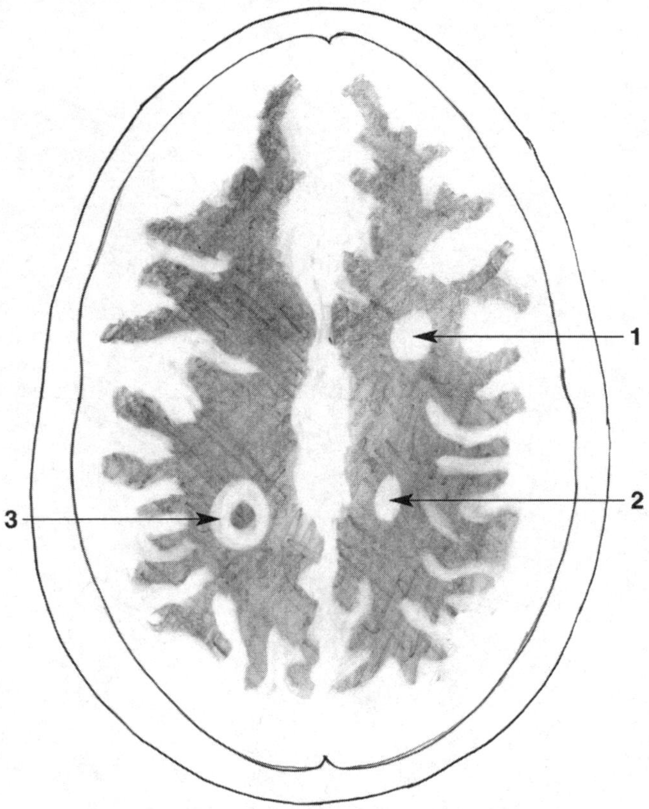

1, 2, 3 lésions de Sclérose en Plaques

Figure n° 1

II.

HISTOIRE ET GÉOGRAPHIE DE LA SCLÉROSE EN PLAQUES

HISTOIRE

Quoique connue depuis la première moitié du XIXe siècle (comme "par hasard" en même temps que les premiers amalgames) la Sclérose en Plaques, qui touche en France plus de 200 000 personnes n'a toujours pas trouvé de solution (allopathique) !

L'usage de l'amalgame dentaire ne date pas d'hier. Pour certains chercheurs américains, on en trouverait des traces remontant à 659 avant J.C. Au début du XIXe siècle, les dentistes anglais commencent à utiliser des "pâtes" mises au point par Charles BELL pour obturer les cavités dentaires.

Après beaucoup de déceptions et d'essais infructueux, l'amalgame dentaire sous sa forme actuelle est mis au point par un dentiste français du nom de TAVEAU, en 1826. Elle contenait déjà, comme ses descendants actuels 50 % de mercure ! Cette "pâte d'argent" était tout simplement l'application en art dentaire de techniques très anciennes de dorure, basées sur l'affinité du mercure pour l'or. Elle traverse l'Atlantique et on la voit apparaître aux États-Unis aux environs de l'année 1833. Des officines se montent à New York et dans les grandes villes, fondées par les importateurs français en Amérique ; les frères CRAUCOUR.

Le mercure était également connu aux États-Unis pour son usage dans l'extraction de l'or. Des paysages entiers étaient alors ravagés par le mercure. Son usage dans le domaine médical suscita donc de nombreuses polémiques. Dès 1840 naissait l'*American Society of Dental Surgeons* qui interdisait l'usage des amalgames dentaires.

La S.E.P. avec ses manifestations a été décrite pour la première fois par l'Anglais CARSWELL en 1838. Le Français CRUVEILHIER décrit en 1844 : « *les perturbations visibles sur l'écorce cérébrale et celles de la moelle épinière et les considère comme responsables de cette maladie.* » En 1856, FRERICHS établit le diagnostic et les manifestations symptomatiques.

En 1856 toujours, l'*American Society of Dental Surgeons* qui interdisait comme nous venons de le voir les amalgames, se saborde. C'est ainsi que naquit l'*American Dental Association* ou ADA, qui autorisait l'usage de tous les matériaux d'obturation dont les amalgames dentaires. L'Association soutint longtemps, et ceci contre vents et marées et malgré de nombreux procès, que les amalgames dentaires n'étaient pas toxiques. Ces positions de départ ont été abandonnées ; elle est devenue beaucoup plus tolérante vis-à-vis de ceux qui ne la suivent pas sur ce terrain. Comme on le voit, la Sclérose en Plaques survient à peu près en même temps qu'apparaissent les amalgames dentaires et, comme nous le verrons, est très souvent corrélée avec l'usage de l'amalgame dentaire.

Jean-Marie CHARCOT établit, en 1868, une relation entre les lésions anatomiques du cerveau et de la moelle épinière et une pathologie évoluée accompagnée de :

- tremblements "intentionnels",
- parole scandée,
- nystagmus (mouvement oscillatoire et quelquefois rotatoire du globe oculaire, selon le dictionnaire Garnier-Delamare).

Ces trois premiers symptômes constituent la triade symptomatique à laquelle il faudrait ajouter la paralysie plus ou moins prononcée des membres inférieurs.

Pour CHARCOT, cette pathologie serait liée à une lésion de la myéline des nerfs (selon le Garnier-Delamare : « *substance lipidique blanchâtre engainant les fibres nerveuses qui entrent dans la composition des nerfs du système cérébrospinal* »). Cette destruction respecte l'axone qui est le prolongement de la cellule nerveuse.

Pierre MARIE suspecte, en 1880, une possible origine infectieuse de la maladie.

Depuis, d'autres origines ont été évoquées :
- présence d'une toxine démyélinisante,
- ou d'une enzyme (MARBURG en 1906).

En 1911, OPPENHEIM soupçonne l'environnement d'être à l'origine à la Sclérose en Plaques, mais ne peut identifier une toxine spécifique.

En 1916, James DAWSON décrit les observations microscopiques observables lors de la Sclérose en Plaques, en particulier les dommages de la myéline et les inflammations périvasculaires.

En 1917, KUHN et STEINER, affirment avoir transmis la Sclérose en Plaques à des animaux en leur injectant du liquide céphalorachidien contenant des spirochètes (bactéries de grande taille). Aucune vérification ne fut possible.

De 1920 à 1929 les toxines, toxiques et poisons divers, furent envisagés comme origine de la Sclérose en Plaques. Ils seraient capables de traverser la paroi des vaisseaux pour produire des inflammations périvasculaires typiques. La structure est, pour la première fois, observée au microscope.

En 1925, les premiers enregistrements de la transmission électrique entre neurones furent réalisés par Lord Edgard D. ADRIAN qui fonda la base de ce qui sera les potentiels évoqués.

En 1928, FLEISCHMANN résumait ainsi ses recherches effectuées à la Clinique Universitaire de la Charité à Berlin sur les amalgames dentaires : « *s'ils ne menaçaient pas la vie, ils représentaient une nouveauté et une manière plus performante de travailler, surtout sur un plan intellectuel,* ***mais pouvaient provoquer de fortes manifestations de nocivité*** ». Cette même année, à la date du 16 juin, le Professeur STOCK de l'Institut de Chimie de l'Ecole technique supérieure de KARLSRUHE signait un article dans la *Revue de chimie appliquée*, intitulé "Les dangers du mercure et des obturations en amalgames". Il écrit : « *Cette première réponse a toujours consisté en incrédulité et récusation, prenant un ton particulièrement cassant chez les chirurgiens-dentistes, du genre : l'idée d'une intoxication mercurielle par les amalgames d'obturation n'a certainement pas encore été démontrée d'une façon convaincante et incontestable.* » (On croirait entendre le discours des "autorités" françaises actuelles !).

Le Professeur STOCK énumérait ensuite les pathologies dues au mercure relargué par les amalgames dentaires : « *une fatigue, une grande lassitude, un manque d'entrain particulièrement dans l'exécution des travaux intellectuels, une nervosité, une irritabilité, des pertes de mémoire, de l'hébétude, des maux de tête, des dépressions, des saignements des gencives lors du brossage des dents, des diarrhées sporadiques, des coryzas chroniques, des catarrhes, des inflammations de la gorge : tous ces symptômes comme d'habitude, se manifestent en général par intermittence et avec des intensités variables. En général, il existe pour chaque relation une concordance entre l'action toxique des amalgames et l'action toxique de la vapeur de mercure, par exemple dans le fait que la plupart des personnes réagissent au mercure d'abord au niveau des organes digestifs.* »

Le Professeur STOCK, s'étant fait lui-même déposer ses amalgames, dénonce dans un autre organe de presse la toxicité des amalgames dentaires : « *J'ai également obtenu des dentistes, et j'ai pu moi-même en observer quelques-uns. Parmi ceux-ci les manifestations habituelles de l'intoxication aiguë au mercure qui s'épanouissaient complètement après la dépose des obturations en amalgames. Les patients étaient alors débarrassés de leur faiblesse, de la sensation de vertige, des maux de tête dont ils étaient affectés auparavant et ils se sentaient, selon l'expression souvent répétée "revivre".* »

À la même époque, le Professeur STOCK, dans le but d'améliorer l'état de santé global de ses contemporains, propose de s'intéresser non seulement aux cas considérés comme dus aux amalgames, mais aux cas de toutes celles et de tous ceux plus légèrement atteints, ou atteints, ou simplement perturbés par les amalgames. Il écrit : « *Pour chaque personne affectée de maladies attribuables avec certitude aux amalgames, il existe bien d'autres cas supplémentaires parmi lesquels les troubles relatés en premier lieu ne sont que des manifestations nerveuses et psychiques d'intoxication sournoise par le mercure, des diminutions de mémoire, des manques d'entrain au travail, des pertes de joie de vivre, des hébétudes occasionnelles, des maux de tête qui, souvent ne sont pas considérés comme des maladies par des personnes touchées elles-mêmes, mais comme de la nervosité, du surmenage ou des conséquences de l'âge. Un grand nombre de personnes, qui ne sont que légèrement perturbées à cause des amalgames, ne se considèrent pas comme malades, et ne vont pas chez le médecin. Elles en supportent leur mal, comme quelque chose d'immuable, comme une prédis-*

position ou comme des symptômes dus à l'âge ou au surmenage, cependant il faut éclaircir ces cas, étant donné qu'ils peuvent souvent être aidés d'une manière simple, afin qu'ils puissent retrouver le plaisir d'être performant et la joie de vivre. »

Selon les constatations de STOCK en 1928, une grande partie des "troubles neurovégétatifs", comme les névroses, la neurasthénie, les migraines, étaient déjà, pour la plupart des cas reliés aux amalgames. Pour en terminer avec le Professeur STOCK, notons qu'il écrivait 10 ans plus tard, en 1939 : « *Il est certain que les amalgames à l'argent peuvent causer des intoxications au mercure. La publication rédigée par FLEISCHMANN apporte à cela beaucoup de confirmation. J'ai eu connaissance d'une douzaine de cas, dont plusieurs ont été observés dans mon entourage proche et d'autres dans des publications antérieures.* »

STOCK apporte à ce moment sa garantie scientifique aux thèses développées pendant toute sa vie :

« *Elle a, entre autres, conduit à des manipulations prudentes des amalgames d'argent. Cependant le but n'est pas atteint : l'élimination de tous les amalgames et plus généralement du mercure des cabinets dentaires.* »

De 1930 à 1939, l'expérimentation animale est réalisée avec tous les aléas que nous lui connaissons, les animaux étant fondamentalement différents de nous.

En 1933, F. CURTIUS mit en évidence les facteurs génétiques « *en notant que la maladie se retrouvait dix fois plus dans les familles des malades de la SEP que dans la population générale* ».

De 1940 à 1950, on tira de l'expérimentation animale l'idée que la réduction de la circulation sanguine cérébrale était responsable de la Sclérose en Plaques. On utilisa à cette époque des anticoagulants, des vasodilatateurs et des rayons pour le traitement de la S.E.P.

En 1943, la recherche permet de connaître la composition chimique de la myéline.

En 1946, est créée aux États-Unis, une structure qui devait devenir la NMSS (National Multiple Sclerosis Society).

En 1947, Elvin KABAT de la Colombia University met l'accent sur l'importance des facteurs immunitaires dont les immuno-globulines alors désignées comme gamma-globulines.

De 1950 à 1959, la protéine de base de la myéline est identifiée.

En 1955 REBEL, alors directeur de l'Institut de médecine dentaire de l'Université de Tübingen, énumère les effets pathogènes des amalgames situés au contact d'autres restaurations métalliques comme des couronnes en métal précieux ou non. Il établit : « *Ce sont les produits d'électrolyse stockés qui sont absorbés par le corps et ont une action toxique sur le tractus gastro-intestinal ou sur les voies respiratoires et peuvent induire une perturbation à distance et une action locale immédiate (métallo).* »

Il poursuit : « *Par la corrosion c'est sous la forme de produits d'électrolyse que les métaux sont libérés et qu'ils vont alors être absorbés par l'organisme (muqueuses buccales, estomac, intestin, voies respiratoires) où ils pourront conduire à des dégradations locales ou à des troubles à distance dans le sens du métal-os.* »

Il est le premier à dénoncer : « *Les actions toxiques indépendantes des mécanismes indiqués ci-dessus, dues au relargage métallique lors de la phase de durcissement en fonction de la sensibilité de chaque patient.* »

Concernant l'électrolyse, le directeur de la clinique dentaire et maxillaire de l'Hôpital d'État Katarina à Stuttgart, révèle en 1954 ses observations : « *Les produits de l'électrolyse peuvent également causer toute une série de tableaux pathologiques et une intoxication par les ions métalliques libérés par ce processus d'électrolyse.* »

Sur le même thème, citons également les travaux de RHEINWALD qui établit à la même époque : « *Des couples galvaniques peuvent apparaître à cause de métaux placés dans la cavité buccale lors de travaux dentaires. Le courant électrique libéré peut induire directement ou indirectement des dégradations dans l'organisme.* »

En Allemagne toujours, un "*Heilpraktiker*" (officier de santé) Berthold CHALES-de-BEAULIEU, travaille à cette époque sur la toxicité des amalgames dentaires contenant deux composés délétères : l'argent et le mercure.

Pour ce qui concerne **l'argent** Berthold CHALES-de-BEAULIEU insiste sur ses nuisances situées principalement au niveau du système nerveux central. Il démontre de plus que le déficit calcique dû à l'excès d'argent peut avoir une influence sur l'absorption du calcium avec toutes les pathologies dues à l'hypocalcémie. Pour ce qui est du **mercure**, sa pollution, d'après CHALES-de-BEAULIEU, serait principalement due à la circulation sanguine. Elle frapperait de nombreux organes, non seulement le tractus digestif comprenant le foie, mais aussi l'ensemble du système urinaire (avec les surrénales) et l'ensemble du système génital (utérus chez la femme, testicules chez l'homme). CHALES-de-BEAULIEU insiste sur un autre effet pervers direct du mercure. Il s'agit encore une fois de la baisse du calcium sanguin avec décalcification au niveau des dents et du squelette.

Pour ce chercheur et praticien, la présence intrabuccale d'amalgames dentaires, aggravée par les métaux divers des bridges et des couronnes, favorise l'apparition du **cancer**.

En 1957, ISAACS et LINDENMANN découvrent l'interféron, protéine qui interfère dans la multiplication virale.

De 1960 à 1969, la recherche s'oriente vers l'auto-immunité comme origine de la Sclérose en Plaques.

De 1970 à 1979, les glucocorticoïdes sont étudiés comme traitement de la Sclérose en Plaques.

De 1980 à 1989, on travaille sur la physiopathologie de la maladie comme par exemple en 1981, où I. YOUNG et ses collègues publient un rapport dans lequel ils font état de leurs travaux, grâce à l'IRM, qui utilisée dans l'observation du cerveau de leur patient détecte de nombreuses lésions asymptomatiques (ne provoquant aucun trouble connu).

De 1990 à 1999, de nombreux traitements sont étudiés, comme les fameux "interférons".

Comme on le voit au cours de ces 150 années, principalement les trois dernières décennies, les travaux des chercheurs du monde entier ont fait avancer la connaissance de la Sclérose en Plaques.

En résumé, on peut affirmer :

- ses causes seraient "inconnues", (-de la médecine allopathique-),
- signes cliniques : variables, changeants avec de nombreuses lésions non symptomatiques (sans manifestation),
- évolution : variable selon le type de Sclérose en Plaques,
- pronostic : généralement non fatal mais difficile, incertain avec cependant des grandes tendances,

– traitements : pas de traitement causal dans le cadre de la médecine allopathique et conventionnelle, uniquement des traitements anti-symptomatiques. Dans le cadre des médecines naturelles, la réalité est tout autre.

Pour ce qui concerne la toxicité mercurielle, d'innombrables observations, articles, livres et études ont été réalisés dans le monde entier. Ils insistent sur l'erreur que représente l'usage des amalgames dentaires. La démonstration la plus évidente fut réalisée en Allemagne par une étude portant sur plus de 17 000 cas. Elle affirme de façon statistique, donc mathématique que le mercure issu des amalgames dentaires représente un véritable fléau pour l'être humain et son "environnement".

L'évidence de la malfaisance du mercure issu des amalgames dentaires se heurte, partout dans le monde, à des intérêts économiques et politiques. Si de rares pays, comme la Suède, les ont enfin abandonnés, dans de nombreux autres dont le nôtre, les "autorités médicales" continuent à affirmer contre vents et marées que les amalgames dentaires ne sont pas toxiques et que le mercure qui y est contenu ne s'en échappe pas. En France, les chirurgiens-dentistes qui les déposent sont passibles des pires sanctions, ce qui est le cas de l'auteur !

En réalité, la dépose et le remplacement par d'autres matériaux soulèvent deux problèmes.

1/ Les facultés de chirurgie dentaire, continent à prôner l'innocuité de l'amalgame dentaire et n'enseignent évidemment pas les précautions indispensables à la dépose de ce type d'obturations. Les patients risquent de se retrouver beaucoup plus intoxiqués après qu'avant, car ayant inhalé et ingéré au cours de ces "déposes sauvages" des quantités de mercure parfois très élevées.

2/ Si les autorités sanitaires françaises admettaient la nocivité des amalgames dentaires, le public ne manquerait pas de demander le remboursement de la dépose et la pose de matériaux parfois beaucoup plus onéreux, nous le verrons plus loin.

Les Caisses de Sécurité sociale, déjà lourdement grevées et de plus en plus déficitaires, ne pourraient faire face. Il est donc beaucoup plus simple et économique de nier l'évidence et de continuer à polluer les êtres humains, l'eau des rivières, fleuves, nappes phréatiques et mers.

Les inconséquences politiques sont étonnantes. L'exemple suivant fait penser au célèbre "responsable, mais non coupable" du sang contaminé : depuis le début de l'année 2000, une directive européenne oblige les cabinets dentaires de l'Union à se doter d'un système de filtrage et de récupération des déchets de mercure issus des traitements dentaires, ceci afin d'éviter la pollution mercurielle de l'eau. Un "détail" devrait cependant faire réfléchir : **ce mercure, qui doit impérativement être récupéré à la sortie des installations dentaires, est celui-là même qui est placé en bouche de nos concitoyens !**

GÉOGRAPHIE

STEINER, en 1938, observa une différence de fréquence de la Sclérose en Plaques en fonction de la latitude. Ses remarques furent confirmées par des études effectuées dans l'ensemble du monde, aussi bien dans l'hémisphère nord (Amérique du Nord et Europe) que dans l'hémisphère sud (Nouvelle-Zélande et Australie). KURTZK imagina trois zones distinctes dans l'hémisphère nord : celle de fréquence importante aux alentours du 65ème parallèle nord (fréquence de la Sclérose en Plaques : aux environs de 30 sur $10^{5)}$, une intermédiaire environnant le 40ème parallèle nord (fréquence de la Sclérose en Plaques de 5 sur 10^5 à 30 sur $10^{5)}$ et enfin une zone de fréquence faible, au niveau du 20ème parallèle (fréquence environnant les 5 sur 10^5).

La France peut ainsi être rangée dans une zone de risques intermédiaires, avec une fréquence de Sclérose en Plaques variant de 25 à 60 sur $10^{5.}$

200 000 personnes seraient ainsi concernées dans l'Hexagone et le chiffre serait en augmentation. La distribution des régions en fonction de la fréquence de la Sclérose en Plaques suscite les commentaires suivants :

1/ Les zones à haut risque (Europe, entre les 44 et 46ème degrés de latitude, Amérique du Nord et Israël) sont caractérisées par une population à prédominance blanche, riche, dotée d'un système de santé lourd et onéreux, utilisant largement, dans ses traitements, les métaux lourds, dont le mercure, en particulier dans les vaccinations et les amalgames dentaires.

Le fait que des continents entiers, comme l'Amérique du Sud et l'Afrique (sauf les populations blanches d'Afrique du Sud) présentent un taux de Sclérose en Plaques extrêmement faible est une démonstration limpide de cette observation. Dans ces pays, en effet, seuls peuvent avoir accès aux soins dentaires, le faible pourcentage de population aisée.

La fréquence de Sclérose en Plaques est plus élevée dans les régions tempérées que les zones tropicales ou subtropicales.

La Sclérose en Plaques est donc plus fréquente dans les régions riches, économiquement développées et fortement industrialisées.

Les différences de fréquences ont pu être observées en Europe, au Japon, aux États-Unis, en Australie et en Nouvelle-Zélande. Des disparités existent cependant entre les pays développés situés à la même latitude puisque l'on observe une différence de prévalence (ou fréquence) entre États-Unis, Europe et Japon.

Des variations inattendues de fréquence de la Sclérose en Plaques en fonction de la latitude ont été observées dans certains pays d'Europe. Certaines régions relativement proches comme la Sicile et Malte présentent des prévalences de cas de Sclérose en Plaques très différentes. L'explication en est que Malte ne bénéficie pas encore d'un système de protection sociale aussi élevée que la Sicile, partie intégrante et depuis longtemps de l'Europe politique et bénéficiant de sa richesse (et de son système médical).

Aux États-Unis, on suppose que le pays de départ des immigrants influence la différence de prévalence entre le Nord et le Sud du pays. Ceci se vérifie dans le fait que la population noire, la moins aisée des États-Unis, paraît être plus accessible à la Sclérose en Plaques que la population blanche. La différence nord/sud au sein de la population américaine a été expliquée par les différences génétiques de résistance dans les populations de ces régions variées.

En Europe, comme aux États-Unis, certains ont attribué ce différentiel de prévalence à l'héritage scandinave. Ceci pourrait être soumis à controverse quand on sait que ces populations se sont installées dans des villes très différentes des États-Unis et d'Europe. Des facteurs environnementaux ont été mis en avant pour expliquer les différences de fréquence de la Sclérose en Plaques dans les populations données.

Dans l'hémisphère nord et en Afrique du Sud, le facteur ethnique doit être pris en compte. À la même latitude et dans le même pays on constate en réalité des variations de prévalence de la Sclérose en Plaques tout à fait notoires. C'est le cas de l'Italie, de la Suisse, de la Hongrie et de l'Afrique du Sud. D'autres facteurs peuvent contribuer, dans une zone donnée à la différence de fréquence de la Sclérose en Plaques. Parmi ceux-ci :

a) différences méthodologiques d'études, concernant les populations, programmées à des périodes différentes,

b) intérêt porté à des études de prévalence fiables plutôt qu'à celles portant sur des demandes aléatoires et instables,

c) évolution de la fiabilité du diagnostic de la Sclérose en Plaques dans le temps et l'espace,

d) variation du taux de survie parmi les sclérosés en plaques, en fonction des différents niveaux des systèmes de santé,

e) analyse de la conséquence environnementale, des flux migratoires dans une région donnée,

f) insuffisance des informations génétiques dans les populations concernées par des études géographiques.

Malgré ces observations et ces restrictions, l'influence géographique garde, pour certains, son intérêt. Pour nous, elle ne fait que confirmer la corrélation : **Sclérose en Plaques-Système de santé !**

*

*   *

III.

MANIFESTATIONS CLINIQUES DE LA S.E.P.

Différentes lésions apparues sur la partie externe du système nerveux central peuvent être à l'origine de dysfonctionnements neurologiques importants. Cependant de nombreuses lésions apparues à l'IRM (Imagerie par Résonance Magnétique) ou à la Spectrographie, ne sont pas exprimées cliniquement dès leur début.

Différents symptômes et signes vont apparaître dans des circonstances et à des instants très variés. Dans certains cas, ils sont de courte durée, irréversibles, dans d'autres cas, invalidants et agressifs. Au plan clinique, on constate souvent des rechutes, des progressions ou des rémissions.

Différentes combinaisons statistiques ont été créées dans des groupes de sclérosés en plaques. Certains patients atteints de Sclérose en Plaques peuvent vivre des épisodes très violents et brefs, à l'occasion de certains mouvements, comme la flexion du cou, en cas de fatigue à l'effort ou lors d'élévation de température.

Des formes de Sclérose en Plaques ont été décrites en fonction de la localisation des lésions : cérébrospinales ou corticospinales. L'interprétation des multiples symptômes et signes observés chez les sclérosés en plaques doit tenir compte des circonstances et des données anatomiques des lésions. Celles-ci présentent une variabilité exceptionnelle, pour les raisons suivantes :

– la combinaison et la distribution des lésions au sein du système nerveux central ;

– l'importance des pathologies en relation avec la taille des lésions et la classification de leur pathologie en relation avec :
  – inflammation,
  – rupture de la barrière circulatoire du cerveau,
  – œdème,
  – démyélinisation,
  – perturbation des cellules nerveuses et des cellules gliales (tissu de soutien du système nerveux central) ;
– l'incertitude des relations entre les anormalités de l'Imagerie Médicale et les manifestations cliniques ;
– l'absence, la présence ou le développement de rémissions des signes cliniques et symptômes.

Environ 80 % des patients souffrant de Sclérose en Plaques connaissent après une première attaque, des rechutes rattachées ou ressemblant à une aggravation et se manifestant communément par des symptômes sensoriels, moteurs, visuels. Il peut s'agir également de symptômes rattachés aux pathologies du tronc cérébral et se manifestant par des déficiences multiples, généralement corrélées à une sensation de fatigue.

Fonctionnement de la Vessie

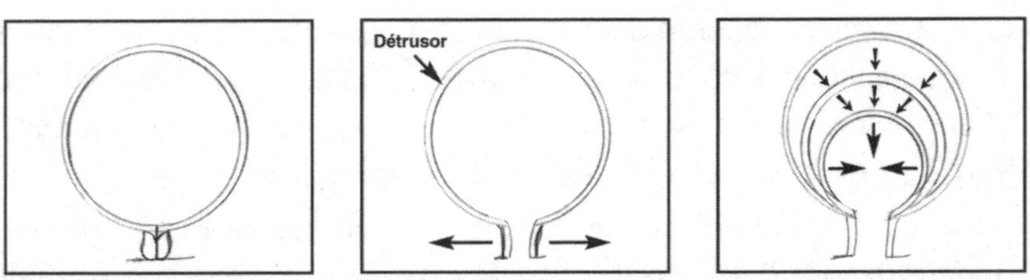

1/ Vessie fermée.

Le sphincter de l uretère se relâche : la miction commence.

Le détrusor se contracte : la vessie se vide complètement.

En cas de Sclérose en Plaques, on assiste à une contraction simultanée du détrusor et du sphincter strié. Le phénomène entraîne des perturbations importantes.

Figure n° 2

Dans environ 20 % des cas, les patients éprouvent une dégradation graduelle de leur équilibre neurologique avec altération de leur état de santé, se manifestant couramment par des paralysies partielles des extrémités inférieures, se manifestant sous forme de spasmes avec incoordination des mouvements volontaires et conservation de la force musculaire.

Les signes cliniques de la Sclérose en Plaques sont très nombreux. On a cependant pu les classer en différentes catégories :

1/ Dysfonctionnement du système nerveux autonome

De nombreuses pathologies du système nerveux autonome apparaissent au cours de la maladie. Les perturbations les plus fréquentes concernent la vessie, les intestins et le système sexuel. Toutes les autres perturbations sont nettement plus rares.

Dysfonctionnements vésicaux (la vessie) : (fig. n°2)

Peu nombreux lors de son apparition (moins de 5 %), ils se manifestent généralement au cours de l'évolution de la maladie. L'importance de la perturbation est en relation avec le degré d'invalidité.

Ils peuvent apparaître tantôt sous forme de perturbations de remplissage (vessie hyperactive ou incontrôlée) ou de perturbations d'évacuation (vessie flacide ou hypoactive). Il peut s'agir également d'une combinaison des deux avec absence de synchronisation entre le système de vidange vésical et le contrôle du sphincter urinaire. Les symptômes de l'absence de perturbations du système rétentif (vessie hyperactive ou incapable de se détendre) sont nombreux. Les plus courants concernent :

- l'incontinence,
- la fréquence de miction (action d'uriner),
- les besoins impérieux d'uriner,
- les mictions nocturnes.

Ces symptômes sont généralement dus à :

- l'hyperactivité du muscle chargé de chasser l'urine (le détrusor),
- la diminution du volume de la vessie.

Ces pathologies sont augmentées par l'absence de mobilité des membres inférieurs et les infections du tractus urinaire.

Lors d'un dysfonctionnement du remplissage de la vessie dû à une flaccidité ou une hypoactivité du rein, les signes cliniques les plus courants sont les suivants :

- rétention urinaire,
- difficultés de miction,
- inondations d'incontinence.

Ces symptômes sont liés à une atonie vésiculaire.

En cas de présence concomitante de signes de perturbation de stockage et d'évacuation de l'urine se manifestant par une désynchronisation entre le détrusor et le sphincter, les manifestations les plus répandues sont les suivantes :

- urgence urinaire,
- fréquence de la miction,
- difficultés de miction,
- incontinence,
- rétention d'urine.

Différentes techniques d'investigation sont utilisées pour évaluer les différents dysfonctionnements.

Les infections urinaires récurrentes peuvent contribuer à la flaccidité des membres inférieurs et à la fatigue générale. Les septicémies d'origine urinaire peuvent comporter un des facteurs aggravants en particulier chez les patients bénéficiant d'une thérapie immunosuppressive.

Pathologies physiques résultant de déficits neurologiques concernant surtout la moelle épinière :

- manque de tonus musculaire,
- mobilité différentielle des membres,
- dysfonctionnement de la vessie ou de l'intestin,
- dysfonctionnement sensitif au niveau de la sphère génitale.

Pathologies endocriniennes :

- incidence sur le dysfonctionnement sexuel,

– concerne environ 50 % de l'ensemble des patients atteints de Sclérose en Plaques, moins de 5 % au moment de la première attaque.

Perturbations sexuelles masculines (concerne environ 80 % des sclérosés en plaques) :

- perturbations érectiles
  - de degrés variables,
  - habituelles,
- perturbations de l'éjaculation (accompagnées généralement d'autres perturbations de la sexualité),
- diminution de la libido,
- dysfonctionnement de l'orgasme.

Chez la femme :

- diminution de la libido,
- sécheresse vaginale,
- absence d'orgasme,
- ce dysfonctionnement est courant puisqu'il concerne plus de 50 % des femmes atteintes de Sclérose en Plaques.

Pathologies intestinales :

- Elles apparaissent fréquemment au décours de la maladie.
- Elles se manifestent généralement par de la constipation mais l'incontinence et les urgences fécales peuvent être présentes.

Constipation :

- La constipation concerne environ 50 % des malades atteints de Sclérose en Plaques.
- Son importance est variable selon le niveau de l'invalidité.
- L'incontinence fécale s'observe chez plus de 50 % des sclérosés en plaques.
- Les urgences fécales deviennent de plus en plus courantes à mesure de l'évolution de la maladie et en fonction du niveau de l'incapacité.

– Il faut noter que l'incontinence fécale est corrélée aux laxatifs généralement administrés.

Ces diverses pathologies intestinales sont entraînées par :
- les perturbations de fonctionnement du sphincter externe,
- les inhibitions du sphincter interne entraînées par le niveau le plus bas des matières fécales dans le rectum,
- une augmentation des sensations au niveau du rectum,
- des séquences d'occlusions intestinales avec épisodes d'incontinence.

Autres manifestations du dysfonctionnement nerveux autonome

On observe de temps à autre :
- atonie et pâleur des jambes et des pieds,
- perturbation de la respiration avec manque d'oxygène à la suite d'un effort physique et recherche d'une meilleure ventilation,
- perturbation de la sensibilité de la peau,
- fièvre,
- coma,
- œdème du poumon d'origine neurologique,
- hypothermie épisodique ou persistante,
- tachycardie au repos ou à la suite d'un exercice physique,
- transpiration exagérée,
- dysfonctionnement vasculaire,
- jambes et bras (moins souvent) froids ou bleus,
- hypotension de postures.

2) DYSFONCTIONNEMENT DU SYSTÈME NERVEUX CENTRAL

Pathologie de la cognition (il s'agit, d'après le Larousse : « *de l'ensemble des structures et activités psychologiques dont la fonction est la connaissance…)* »

Si cet affaiblissement est peu important au moment de la première attaque de la Sclérose en Plaques (moins de 5 %), le score augmente rapidement pour atteindre environ 50 % au début de la maladie, et 60 % lorsque celle-ci est plus installée.

Les principales perturbations sont :
- difficulté de mémorisation,
- manque d'attention,
- difficulté à trouver ses mots,
- perturbation du raisonnement et de l'abstraction,
- instabilité émotionnelle.

Le degré d'affaiblissement influence la qualité de vie et la fiabilité professionnelle.

Symptômes cérébelleux (en relation avec le cervelet)

Ils peuvent intervenir à n'importe quel degré de la maladie et tout au long de son évolution.

Les perturbations peuvent surgir avec intensité pendant les périodes de répit ou encore évoluer lentement, entraînant un handicap progressif. Parmi ces symptômes, les plus fréquents sont l'ataxie (selon le Garnier-Delamare : « *incoordination des mouvements volontaires avec conservation de la force musculaire* ») ou les tremblements.

L'ataxie

L'un des symptômes les plus handicapants de la Sclérose en Plaques.

On l'observe généralement en présence d'autres troubles :
- perte de la dextérité avec apparition d'irrégularités dans les mouvements de l'extrémité digitale,
- tremblements importants,
- perte de l'équilibre,
- démarche "ataxique",
- troubles de la parole.

Troubles de la parole :

- langage perturbé ou scandé,
- perturbations du langage associées à d'autres pathologies cérébrales ou cérébelleuses,

– nystagmus que le Garnier-Delamare définit ainsi : « *mouvement oscillatoire et quelquefois rotatoire du globe oculaire, ces mouvements sont involontaires, scandés, saccadés, horizontaux, verticaux, ou quelquefois de circumduction. Ils sont congénitaux ou symptomatiques d'une lésion acquise des centres nerveux.* »

Troubles psychologiques :

- stress,
- fatigue,
- dépression,
- problèmes d'hygiène (incontinences intestinale et vésicale),
- problèmes du contrôle des naissances et de fertilité,
- influence sur l'estime de soi et la stabilité psychique,
- relations avec le partenaire,
- problèmes de libido.

3) Dysfonctionnement du système nerveux central et nerfs crâniens

Les dysfonctionnements du système nerveux central et des nerfs crâniens sont très fréquents chez les sclérosés en plaques et représentent une partie importante des rechutes.

a) Les signes bulbaires

Les troubles de la parole et l'ataxie sont souvent simultanés. Ils peuvent apparaître également avec d'autres signes comme des incontinences émotionnelles et une perte de contrôle lors du rire ou des pleurs, une instabilité émotionnelle, des sensations anormales au niveau du pharynx et une bouche en mauvaise santé.

Chez les sclérosés en plaques, le discours présente une ou plusieurs des caractéristiques suivantes :

- paroles hachées,
- tremblements des lèvres,
- diminution de la puissance vocale.

b) Surdité

Elle est peu courante mais généralement importante et unilatérale.

Elle apparaît seule ou comme composant d'une rechute associée aux signes suivants :

- diplopie (le patient voit plusieurs images),
- vertiges,
- ataxie, généralement réversible,
- nystagmus, souvent associé à une diminution de la vue, plus souvent bilatéral plutôt qu'unilatéral.

c) Faiblesse du visage

Muscles du visage :

- perturbations oculo-motrices,
  - elles sont souvent bilatérales assez répandues et ne concernent pas les muscles de la convergence,
- pathologie du nerf trijumeau,
  - concerne environ 10 % des sclérosés en plaques,
  - susceptible de rémissions complètes,
  - généralement non associé à la névralgie typique du trijumeau,
  - fréquemment accompagné d'engourdissement intra-oral.

Les perturbations observées cliniquement forment un tableau clinique dans lequel on retrouve :

- une augmentation de la sensibilité cutanée,
- des hyperestésies faciales,
- des hypoestésies faciales,
- des vertiges souvent associés à un état d'instabilité,

et se présentant de façon intermittente.

Ces symptômes existent dans plus de 50 % des cas.

Les céphalées (ou maux de tête) sont fréquentes.

Elles revêtent différentes formes :

- maux de tête importants lors des attaques de la maladie entraînant une rechute,
- peuvent ne concerner qu'une partie de la tête et sont parfois associées à des douleurs nerveuses et des syndromes ataxiques,

– sont parfois associés à des névrites optiques, se localisant dans la zone péri-orbitale (autour de l'œil). La douleur est fréquemment augmentée par les mouvements des yeux.

Ces céphalées sont très souvent du type migraines, c'est-à-dire accompagnées d'autres symptômes.

4) Fatigue

Observée dans la majorité des cas :
- impression d'exténuation, d'épuisement,
- elle est la cause principale de la diminution de l'activité quotidienne avec perte de la qualité de la vision,
- elle est présente dans les rechutes et persiste tout le long de la maladie, augmentant lors des exercices physiques,
- elle croît avec la température environnante,
- elle a un effet négatif à la fois sur la santé générale et sur la santé mentale.

Il s'agit plutôt d'une fatigue chronique que d'une fatigue au réveil, elle se manifeste par un accroissement de la sensation tout au long de la journée.

Elle évolue d'un état de handicap moyen jusqu'à sévère, mais ne peut pas être considérée comme la véritable cause de la maladie.

L'étiologie est inconnue, probablement multifactorielle, plusieurs origines. Les perturbations du sommeil sont souvent présentes, la dépression est là, les mictions sont fréquentes et très souvent nocturnes.

Une période de repos ou une courte sieste peuvent amener une amélioration de ce symptôme.

5) Perturbations du système thermorégulateur :

La température du sujet atteint de Sclérose en Plaques peut augmenter à la suite de l'accroissement de la température environnante, d'une séance d'exercices corporels, d'un bain ou d'une douche chauds.

Cette accroissement de température entraîne :
- une faiblesse diffuse,
- une fatigue croissante,

– des symptômes neurophysiologiques comme des perturbations du champ visuel.

Ces perturbations sont transitoires, mais s'étendent parfois sur plusieurs jours.

6) Perturbations des fonctions motrices

Il s'agit là des atteintes les plus fréquentes dans la Sclérose en Plaques. Elles se présentent sous forme de spasmes, de flaccidité articulaire ou de faiblesse.

a) Les spasmes des muscles fléchisseurs

Ils concernent principalement les jambes, ils sont en général douloureux et nocturnes.

Les spasmes des muscles extenseurs interviennent lors d'un mouvement actif ou passif, les membres concernés par la Sclérose en Plaques sont généralement douloureux.

L'importance des spasmes est en relation avec la spacité sous-jacente.

b) Faiblesse musculaire

Faiblesse entraînant une fatigabilité augmentée par une dépense physique, plus nette le soir que le matin et s'accroissant avec la température ambiante.

c) Faiblesse persistante, de moyenne à sévère, siégeant généralement dans les jambes en présence d'une tonicité accrue, de réflexes vifs, en l'absence de réflexes superficiels au niveau de l'abdomen.

Tableau clinique de symptômes latéraux avec du même côté une fatigue de la jambe et une perturbation des réflexes manuels.

Localisation aux membres inférieurs plutôt qu'aux membres supérieurs.

Atteinte spécifique des muscles extenseurs plutôt que des muscles fléchisseurs.

Dans certains autres cas, on se trouve face à une faiblesse des extenseurs du bras alors que du même côté, la jambe présente des muscles extenseurs plus faibles que les fléchisseurs. Dans certains cas, on constate une faiblesse localisée à un seul bras. Encore plus rarement les deux bras sont fatigués tandis que les jambes sont normales.

d) Les réflexes

Les réflexes profonds sont généralement augmentés, plus rarement diminués, sans que l'on puisse déterminer les causes précises.

Cette hyper-réflexibilité accompagnée de signes de Babinski (inversion du réflexe de la voûte plantaire) s'accompagne fréquemment d'une absence de réflexes abdominaux superficiels.

e) Spasticité (ou flaccidité) :

Elle concerne environ 80 % des SEP. Elle est essentiellement fluctuante d'un moment à l'autre pour un patient donné et surtout variable d'un patient à l'autre.

Elle concerne beaucoup plus les extrémités inférieures que supérieures.

Elle participe à la fatigue. Les contractions des muscles de la posture peuvent compenser la faiblesse des jambes (lors de certains mouvements), soulager la spasticité ou la flaccidité et augmenter la faiblesse des membres inférieurs et perturber leur fonctionnement.

f) Les pertes de contrôle cinétique (mouvements désordonnés)

On rencontre rarement des signes particuliers, désignés sous l'appellation "extra-pyramidaux", qui, au cours de la Sclérose en Plaques, peuvent être :

• L'impossibilité des membres inférieurs de prendre une position de repos.

• La maladie de Parkinson, caractérisée par des mouvements choréïques ou choréïformes, la chorée étant définie de la façon suivante par le Garnier-Delamare : « *Nom donné à tout un ordre de manifestations nerveuses, caractérisées essentiellement par des contractions cloniques des muscles, tantôt lentes, tantôt brusques.* »

7/ Syndromes neuro-sensoriels et psychiatriques

Ils sont observables plus ou moins nettement dans de nombreux cas de Sclérose en Plaques, associés ou non avec des lésions cérébrales. La dépression, accompagnée ou non d'autres symptômes, est très souvent présente chez les sclérosés en plaques. Certains symptômes, neurologiques ou psychiatriques, sont beaucoup plus fréquents au sein d'une population atteinte de cette maladie, que chez les bien-portants. Ce sont :

- instabilité émotionnelle,
- euphorie,
- dépression,
- difficultés de compréhension,
- anxiété,
- perturbations maniaco-dépressives,
- psychoses,
- démence.

On note parfois la présence de troubles mixtes de l'humeur, par exemple : l'euphorie et la dépression peuvent apparaître simultanément.

Les états dépressifs sont souvent corrélés avec une perturbation des facultés cognitives.

8/ Troubles de la vue

Il s'agit de perturbations fréquemment rencontrées chez les personnes atteintes de Sclérose en Plaques.

Elles sont de différentes natures comme l'affaiblissement de la perception des couleurs, un champ de vision troublé, une perte de la vision ou un scotome, défini par le Garnier-Delamare comme : « *une lacune fixe dans une partie du champ visuel située tantôt au centre, tantôt à la périphérie* », elle est irrégulière ou régulière et dépend généralement d'une lésion du nerf optique :

– affaiblissement de la vue

Il s'agit d'une pathologie courante concernant environ 30 % des cas au début et 60 % dans le courant de la maladie. Elle se présente généralement comme une perte importante de la vision de façon aiguë et de courte durée.

Les pertes de vision chroniques sont nettement moins fréquentes.

Les cas de cécité ne dépassent pas 5 % du total.

On observe parfois des douleurs corrélées à des névrites du nerf optique. Elles sont augmentées par les mouvements de l'œil et apparaissent généralement avec le début des troubles visuels. Elles disparaissent spontanément.

– perturbations iriennes

En cas de Sclérose en Plaques, on observe parfois une atrophie de l'iris avec modification de la couleur, totale ou partielle.

– difficultés de distinction des couleurs

Elles indiquent souvent la présence d'une névrite du nerf optique. Elles se manifestent surtout par une modification de la perception du rouge.

– déformations de la pupille

Elles sont relativement fréquentes et se traduisent par une altération ou une dilatation de la pupille révélatrices de troubles du fonctionnement du système nerveux central.

– le scotome

Nous avons vu la définition du scotome dans le Dictionnaire Garnier-Delamare. Il est courant et peut se présenter en position centrale ou périphérique. L'affaiblissement de la vision peut être corrélée avec les performances cardiaques.

9/ Symptômes paroxystiques (manifestations suraiguës)

Ils peuvent apparaître une centaine de fois par jour.

Ils apparaissent de façon spontanée, ils durent peu (de 30 à 60 secondes) et disparaissent comme ils sont venus.

Ils sont corrélés ou augmentés par une température environnante élevée, une activité physique.

Ils seraient dus à des lésions du système nerveux central ou de la moelle épinière, à localisation inconnue ou variable.

Ils ne sont pas forcément corrélés ou annonciateurs d'un handicap.

On les rencontre dans environ 25 % des patients atteints de la Sclérose en Plaques.

Ils apparaissent classiquement "en bouquet" (à plusieurs symptômes) pour quelques semaines ou quelques mois, pour disparaître spontanément.

Ils ne sont généralement pas corrélés à une modification du psychisme.

L'électroencéphalogramme n'est généralement pas modifié.

Les anti-convulsifs sont généralement efficaces.

Ils peuvent provoquer des dysfonctionnements variés, un inconfort ou des situations plus stressantes.

Ces manifestations ou symptômes aigus peuvent comprendre, en situation isolée ou en combinaison :

- vertiges,
- arthrites,
- parésthésie (perturbations de la perception des sensations),
- ataxie,
- affaiblissement unilatéral de l'acuité visuelle,
- spasmes toniques,
- diplopie,
- prurits (perturbations fonctionnelles des nerfs de la peau, sans lésions cutanées, mais provoquant des démangeaisons),
- névralgies du trijumeau.

Une attention toute particulière doit être portée aux névralgies du trijumeau, qui touchent moins de 5 % des sclérosés en plaques, et apparaissent en général de nombreuses années après la première attaque de la Sclérose en Plaques. La douleur peut être entraînée par la parole seule, le fait de boire ou de manger, un simple contact digital ou un courant d'air.

Des zones "gâchettes" (qui provoquent le symptôme) sont relevées dans la zone de la tête ou le cou et apparaissent avec la douleur. Ces névralgies peuvent survenir à l'occasion de perturbations sensitives ou motrices. En général, la rémission est spontanée.

Les névralgies du trijumeau sont souvent subites, accompagnées d'une douleur intense plus précisément localisée à l'intersection des différentes branches de ce tronc nerveux.

Les douleurs ne durent que quelques secondes avec des intervalles de confort entre les crises.

Les névralgies du trijumeau concernent les branches nerveuses du trijumeau maxillaire (mâchoire supérieure) ou mandibulaire, soit les deux à la fois, soit individuellement.

10/ Les perturbations du sommeil

On les retrouve trois fois plus nombreuses chez les sclérosés en plaques que dans le reste de la population. Elles peuvent entraîner des fatigues et sont corrélées à des localisations sclérotiques sur certaines parties du cerveau et de la moelle épinière.

Les causes en sont multiples :
- dépression,
- douleurs,
- contractures des membres inférieurs,
- mictions nocturnes intempestives.

L'observation des courbes du sommeil indique :
- des réveils nocturnes de plus en plus importants,
- un sommeil non réparateur,
- des mouvements épisodiques des membres inférieurs.

*

* *

LE NÉVRAXE

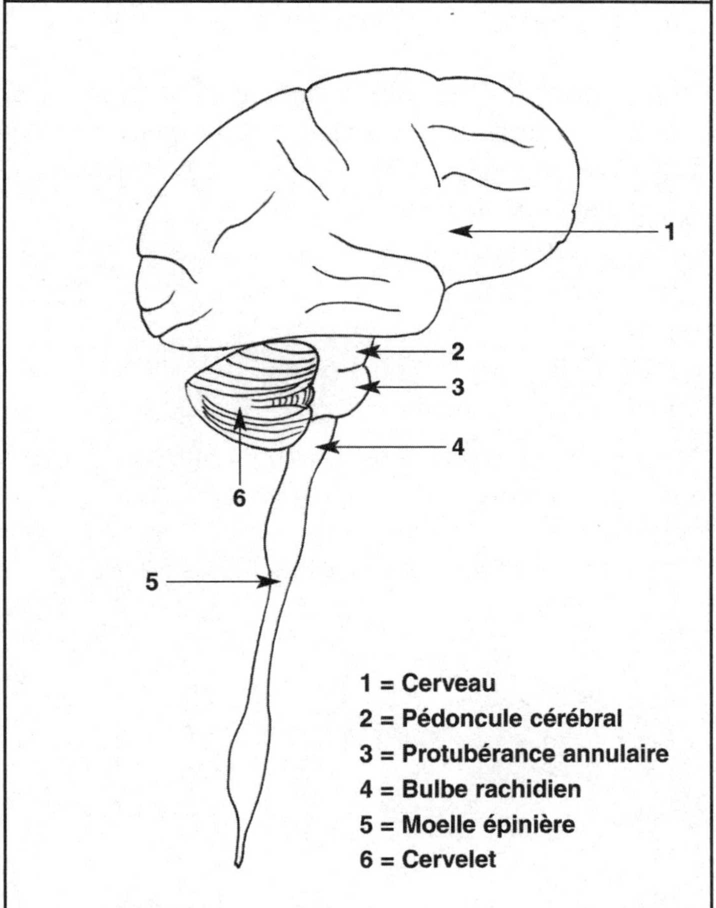

Figure n° 3

IV.

SYSTÈME NERVEUX CENTRAL ET S.E.P.

Pour "Monsieur Tout-le-monde", la Sclérose en Plaques pourrait être une maladie de la peau, tandis que dans le milieu médical on en ignore les origines, l'évolution et le traitement.

En réalité, la maladie porte le nom des signes anatomopathologiques observé par CARSWELL, CRUVEILHIER et CHARCOT, au XIXe siècle. Le diagnostic de la Sclérose en Plaques n'est établi qu'à l'autopsie, lorsque l'on découvre les fameuses plaques sur le système nerveux central et la moelle épinière.

L'imagerie par résonance magnétique (IRM) autorise une observation dynamique de l'évolution et lésions, mais il n'existe en réalité aucun test diagnostic spécifique. En réalité des plaques de démyélinisation peuvent exister sans que le sujet ressente aucun des signes ou symptômes énoncés ci-dessus.

Le système nerveux central est composé du cerveau suivi du tronc cérébral et enfin de la moelle épinière (fig.3). Derrière le cerveau, on trouve le cervelet fixé au tronc cérébral par ses "pédoncules". Les trois éléments :

- cerveau,
- tronc cérébral,
- cervelet,

sont protégés par la boîte crânienne, tandis que la moelle épinière, elle, est située à l'intérieur de la colonne vertébrale.

Les deux hémisphères, droit et gauche, du cerveau sont reliés par des "ponts" de substance blanche. Des sillons délimitent sur la surface du cerveau plusieurs zones ou lobes :

– le lobe frontal, en avant,
– le lobe occipital, en arrière, dans la région de la nuque,
– les lobes pariétaux et temporaux dans les zones latérales du crâne.

Depuis très longtemps on a attribué à chacun des lobes et des circonvolutions des fonctions spécifiques de la vie relationnelle.

La surface du cerveau (ou cortex cérébral) est composée de la "substance grise". Elle contient les corps cellulaires ou neurones (fig.4) qui permettent l'activité du système nerveux central.

Les axones, prolongement de la cellule nerveuse, forment des faisceaux appelés "substance blanche" située sous la "substance grise". La couleur blanche de la substance blanche provient de la gaine de myéline qui entoure les axones. L'oligodendrocyte, faite pour les 3/4 d'acides gras insaturés, constitue la myéline. La myéline serait responsable, en cas de perturbations, du mauvais fonctionnement du cerveau. Elle a, en effet, de nombreuses fonctions, en particulier dans la régulation de l'influx nerveux. Elle peut être atteinte par les perturbations auto-immunes (voir plus loin) qui la dégradent directement ou indirectement en attaquant l'un ou l'autre de ses composants.

La barrière existant entre le sang et les cellules du système nerveux peut être franchie par des "lymphocytes", ou "globules blancs" anormaux, en cas d'altération des processus immunologiques. Ils agressent la myéline, modifiant ou ralentissant l'influx nerveux.

Les milliards de cellules nerveuses composant le cerveau émettent l'influx nerveux qui, parti de la zone centrale du neurone, suit l'axone jusqu'à sa terminaison. Il est transféré à la base cellulaire d'un deuxième neurone grâce à des substances chimiques et à des micro-potentiels électriques. Les éléments chimiques se composent, d'une part, des neuro-médiateurs, comme l'acétylcholine, la sérotonine ou la dopamine, mais aussi des ions (sodium, potassium, calcium).

On appelle "voie nerveuse" la succession de neurones (*a minima* 2) que parcourt l'influx nerveux jusqu'à l'organe intéressé. Les voies nerveuses sont sensitives ou motrices. Le trajet de la voie nerveuse motrice est très classique ; elle prend sa source dans le cortex frontal (partie avant du cerveau), son axone traverse le cerveau, atteint le tronc cérébral et parcourt la substance blanche de la moelle épinière après

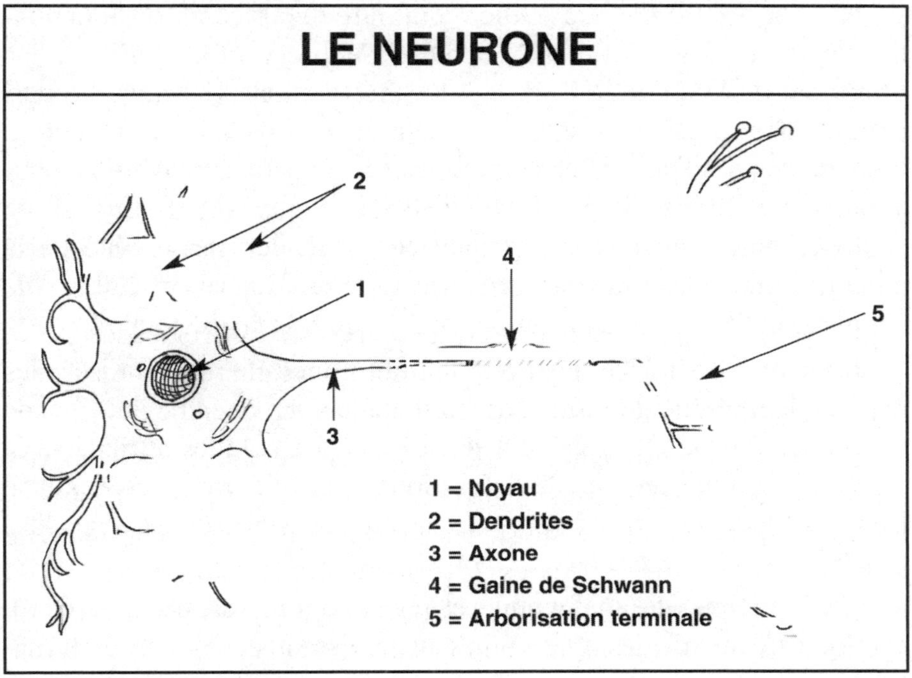

Figure n° 4

avoir croisé la ligne médiane. Il passera "le relais" au deuxième neurone de ce trajet moteur par l'intermédiaire de son axone, qui transmettra l'influx nerveux à la base cellulaire de cet axone qui, elle, fait partie de la substance grise de la moelle épinière.

En cas de Sclérose en Plaques, des perturbations apparaîtront dans le trajet idéal que nous venons d'évoquer. On pourra alors observer soit une faiblesse musculaire, soit un déficit moteur, soit une paralysie.

Le trajet sensitif, lui, intervient dans le sens contraire. Les stimuli extérieurs, superficiels ou profonds, atteignent la moelle épinière par leurs racines nerveuses et cheminent en direction du tronc cérébral franchissant la ligne médiane en différents endroits. Le cerveau reçoit à tout moment des informations en provenance des zones périphériques qu'elles soient superficielles ou profondes.

Lorsque pour une raison ou pour une autre, le fonctionnement de l'axone est perturbé (en particulier lorsque la myéline de la moelle épinière est anormale) ces informations de sensibilité superficielle ou profonde peuvent être modifiées. Des informations sensitives erronées entraîneront des impressions de picotements, de striction, de douleurs ou de fourmillements.

Une attention toute particulière doit être apportée au dysfonctionnement du trajet sensitif du nerf optique. Celui-ci est formé d'un axone provenant de la rétine, à l'origine des informations visuelles. Le nerf optique, doté d'une épaisse gaine, très riche en myéline, va franchir la ligne médiane, se placera en continuité avec un deuxième neurone pour atteindre le cortex occipital (zone arrière du cerveau). En cas de dysfonctionnement du nerf optique, en particulier par atteinte de la myéline, une baisse de performance de l'œil intervient qui va de simples modifications du champ visuel jusqu'à la cécité totale !

Il y a plus complexe. De l'intérieur du tronc cérébral sont issus les nerfs de la mobilité du visage, de l'œil, de la voix, de la déglutition, de la langue. Y naissent également les noyaux des cellules attribués à la sensibilité du visage ou de l'équilibre. Dans le tronc cérébral se trouvent également des centres vitaux et des voies de passage, des trajets moteurs destinés aux membres.

Cette complexité anatomique et physiologique du tronc cérébral, explique l'éventail des symptômes apparaissant en cas de perturbations :

- troubles sensitifs des membres,
- troubles moteurs des membres,
- troubles de l'équilibre,
- modifications de la motricité oculaire,
- perturbations de la vigilance,
- modifications de la parole,
- perturbations de la voix,
- dysfonctionnements de la déglutition,
- troubles respiratoires.

C'est dans la partie antérieure et latérale du cerveau, encore appelée "néo-cortex" qu'on a localisé le langage, les émotions et l'activité intellectuelle. En cas de "démyélinisation" de la substance blanche des lobes frontaux et temporaux, on conçoit que le dysfonctionnement puisse entraîner des troubles de l'humeur, du langage, de la cognition et de la mémoire.

*

*   *

V.

LES PLAQUES DANS LA SEP.

La description réalisée par CHARCOT en 1868 est encore tout à fait pertinente. Dans la maladie qui porte son nom, les plaques situées sur la face externe du tronc cérébral sont souvent bien visibles à l'œil nu (à l'autopsie), tandis que leurs caractères microscopiques sont très variables, présentant une démyélinisation fréquente, souvent accompagnée d'une modification des tissus de soutien du système nerveux central appelés cellules "gliales" ou "nervoglies".

ASPECTS MACRO- ET MICROSCOPIQUES DU SYSTÈME NERVEUX CENTRAL

Il est indispensable, en cas de doute, de pratiquer, à l'autopsie, un examen complet du tronc cérébral :

- cerveau,
- moelle épinière,

ainsi que les nerfs optiques.

Certaines lésions ou plaques sont reconnaissables d'emblée, surtout quand elles occupent une surface importante, comme par exemple, la quasi-totalité d'un hémisphère. Dans d'autres cas, il s'agit de zones de teinte gris jaunâtre ou gris rosé, de taille beaucoup plus restreinte, d'un petit pois à une tête d'épingle. Ces taches sont de formes généralement arrondies et de consistance ferme d'où le nom de "sclérose". La diminution du volume cérébral n'apparaît que dans les cas de Scléroses en Plaques déjà anciennes.

AU MICROSCOPE

C'est dans la substance blanche, là où se trouvent les axones avec leur gaine de myéline, que les lésions apparaissent le plus nettement. Les axones, prolongation des cellules nerveuses, ne sont pas concernés par l'atteinte de la myéline. Les plaques sont observables surtout sur la substance blanche.

On différencie systématiquement les plaques d'apparition récentes de celles d'apparition plus anciennes. Dans le premier cas, les processus de démyélinisation sont en cours, tandis que dans le second elles sont déjà réalisées. En réalité, plaques nouvelles et plaques anciennes sont parfois présentes chez le même patient.

LOCALISATION DES PLAQUES

Habituellement observables dans la substance blanche, les plaques sont parfois visibles dans la substance grise. Leur topographie semble se répartir d'une façon hasardeuse dans l'une ou l'autre région du système nerveux central. Elles sont généralement de tailles plus restreintes dans la partie antérieure du cortex que dans sa partie postérieure. Dans l'ensemble, elles sont parfois très nombreuses (plusieurs centaines) et concernent le plus fréquemment le nerf optique et la moelle épinière.

La Sclérose en Plaques se caractérise donc, anatomiquement, par un nombre élevé de plaques de sclérose.

*

*   *

VI.

CONCEPTION ALLOPATHIQUE DES ORIGINES DE LA SCLÉROSE EN PLAQUES

Classiquement la Sclérose en Plaques est caractérisée dans le système nerveux central par une inflammation chronique avec dégradation de la myéline. Les premières études expérimentales se situent à la fin du premier tiers du XXe siècle. Il s'agissait d'évaluer, dans le système nerveux central, les processus de dégradation de la myéline. On ne s'intéressa à la moelle épinière que beaucoup plus tard. Des éclaircissements furent ainsi apportés sur les mécanismes pathologiques mais pas sur la cause de la maladie.

1/ L'HYPOTHÈSE GÉNÉTIQUE

Les causes de la Sclérose en Plaques n'étant pas encore connues du monde médical allopathique, certains chercheurs évaluent les facteurs génétiques et leur influence sur la cause de la maladie. Différentes notions ont été mises en lumière.

Le nombre total de malades atteints de la Sclérose en Plaques rapporté à une population de 10 000 habitants, sans faire apparaître de différence entre les cas anciens et les cas nouveaux. Il s'agit de la "prévalence" qui représente l'atteinte **globale** de la population.

La fréquence des nouveaux cas représentant le total de sujets tombés malades, sur un laps de temps donné, est relevée dans une population globale par 100 000 habitants. Cette fréquence s'appelle également "incidence".

Depuis fort longtemps se pose la question de la prédisposition génétique à la Sclérose en Plaques. Des études ont été menées sur des familles dans lesquelles plusieurs Scléroses en Plaques existaient, on chercha à faire apparaître un ou plusieurs gènes, conciliables avec les arbres généalogiques. Malheureusement, ni le nombre de gènes, ni leur fréquence, ni leur mode de transmission ne purent être mis en évidence. Dans quelques cas seulement (de 10 à 15 %) les malades connaissent l'existence d'un autre membre de la famille génétique sur la Sclérose en Plaques :

Chez les jumeaux monozygotes, il y a 1 chance sur 5 pour que, en cas d'atteinte par la Sclérose en Plaques de l'un des deux, l'autre souffre également de cette maladie. Chez les jumeaux hétérozygotes, il n'y a que 3 chances sur 100.

La Sclérose en Plaques frappe 2 femmes pour 1 homme.

La Sclérose en Plaques atteint massivement certaines populations comme celles du Caucase.

En cas d'atteinte par la maladie, il y aurait 15 % de chance pour qu'un autre membre soit lui aussi atteint.

En réalité, la prédétermination génétique serait liée à :

• Soit une immunodéficience acquise. Le concept englobe tous les cas de figures où les défenses de l'organisme sont diminuées, comme nous le verrons plus loin, par des agressions chimiques, métaboliques ou psychiques. La dégradation des défenses organiques se traduit par un déficit de la régulation du système immunitaire.

• Soit un dysfonctionnement du mécanisme de maintenance des cellules du système nerveux central à l'origine de l'apparition d'une zone de démyélinisation (voir plus haut).

En réalité les différentes études réalisées dans le monde entier sur la susceptibilité génétique à la Sclérose en Plaques, l'ont été dans des pays où la fréquence de cette maladie est supérieure à un niveau moyen planétaire. Il s'agit de la Finlande, du Royaume-Uni, des États-Unis, du Canada, tous pays dans lesquels l'origine ethnique des populations est variable. Les résultats sont différemment analysables. Pour nous, ils confirment que la Sclérose en Plaques est avant tout une maladie des pays riches ou relativement riches dotés d'un système de santé lourd et politiquement influent.

2/ Les facteurs auto-immuns

Ils furent évoqués pour la première fois en 1975 par MICKEL.

La destruction de certaines cellules du système nerveux central entraîne la formation de protéines dénaturées, considérées par le système immunitaire comme agressif. Il va chercher à les détruire développant ainsi un processus auto-entretenu, là on se trouve dans le cas où l'organisme s'auto-détruit, ici c'est la moelle blanche et la myéline qui vont être atteintes. L'hypothèse auto-immune serait soutenue par des expérimentations animales que nous ne pouvons approuver, et ce pour des raisons diverses. L'hypothèse auto-immune, comme nous le verrons plus loin, nous semble être la plus crédible.

3/ L'environnement

Les conditions climatiques sont corrélées à la répartition géographique. Dans les régions à risque élevé, il existe des variations importantes comme en Norvège, pays à fréquence élevée mais dont la côte occidentale est très peu touchée par la Sclérose en Plaques. Par ailleurs, le faible degré d'exposition au soleil a son importance :

- diminution du taux de calcium dans le sang pouvant modifier le fonctionnement des membranes contenant de la myéline ;
- des études récentes font apparaître le rôle négatif exercé par les ultra-violets sur le système immunitaire. Par ailleurs ces derniers entraîneraient un dysfonctionnement des cellules D considérées comme co-responsables de la maladie ;
- enfin le soleil a des effets bien connus sur la pigmentation de la peau qui influence certains éléments hormonaux pouvant jouer un rôle dans l'apparition de la Sclérose en Plaques.

4/ Les agents traumatiques

Les traumatismes physiques sont considérés comme certains, autant comme éléments favorables à la Sclérose en Plaques que comme facteurs déclenchants. La réponse immunitaire à la démyélinisation, avec comme conséquence la rupture de la barrière sang-cerveau, pourrait très bien devenir un mécanisme causal. Les études liant le traumatisme avec l'apparition, la fin ou la progression de la Sclérose en Plaques font apparaître les réalités suivantes :

- Les déséquilibres sensoriels, moteurs ou cérébraux, dus à la Sclérose en Plaques augmentent les risques propres aux traumatismes.
- Des traumatismes moyens ou modérés interviennent souvent au cours de la maladie.
- Des rémissions spontanées, des interruptions ou des progressions font naturellement partie du cours de l'histoire de la Sclérose en Plaques. Le traumatisme peut intervenir de façon simultanée.
- Dans une maladie aux causes inconnues, il est naturel d'en rechercher une possible origine liée aux expériences passées.

En plus des habituelles raisons d'éviter les blessures, les sclérosés en plaques redoutent souvent plus les éventuelles nouvelles atteintes à leur déséquilibre, avec des difficultés accrues de réhabilitation ostéo-musculaire.

Des études rétrospectives et prospectives posent la question de la relation entre les traumatismes physiques du passé et la Sclérose en Plaques, étant donné les observations suivantes :

- La fréquence des refus de la progression de la Sclérose en Plaques à la suite de traumatismes physiques n'est pas très différente que lors d'intervalles sans accident.
- Les études prospectives effectuées chez des patients atteints de Sclérose en Plaques indiquent qu'il n'existe pas de diminution notable du taux de rémission dans les 6 mois suivants le trauma que dans les 6 mois précédant celui-ci.
- La fréquence élevée de blessures traumatiques dans la forme progressive de la Sclérose en Plaques est plutôt un résultat qu'une cause du déséquilibre neurologique.

- On n'a pu noter aucune corrélation entre le taux de fractures et l'apparition, la disparition ou la progression de la Sclérose en Plaques.
- En cas de blessures de la tête, sévères ou moyennes, le suivi clinique n'indique aucun risque supérieur de développement de la Sclérose en Plaques.
- La fréquence et les incidences de traumatismes de patients sclérosés en plaques, n'a pas de relation avec la progression de la maladie.
- Les blessures subies par des patients sclérosés en plaques ne sont pas suivies automatiquement de rechutes.
- Sans qu'aucune relation de cause à effet ait pu être prouvée, certains chercheurs ont évoqué des traumatismes physiques intervenus longtemps avant l'apparition des symptômes de la maladie comme étant possiblement à l'origine de celle-ci. Ces traumatismes physiques concerneraient essentiellement le cerveau et la moelle épinière.
- D'autres auteurs se sont intéressés, eux, aux traumatismes affectifs et au stress et ont pu les considérer comme ayant occupé une place importante dans l'apparition de la pathologie. Dans d'autres cas, rares en réalité, certaines maladies, neurologiques ou pas (tuberculose, méningite infantile, épilepsie, diabète, etc.) ont été considérées comme pouvant avoir influencé l'apparition de la Sclérose en Plaques.

5/ Les hypothèses virales, bactériennes et parasitaires

Depuis le siècle dernier, l'hypothèse d'un agent infectieux intervenant au plan neurologique, est bien établie. Par la suite, les différentes études et analyses épidémiologiques sembleraient confirmer cette hypothèse.

Dans les îles Faeroe ou Féroé (archipel volcanique appartenant au Danemark et situé dans l'Atlantique Nord, une étude réalisée entre 1920 et 1977, relierait l'apparition de la Sclérose en Plaques à un phénomène infectieux dû à l'arrivée de Britanniques.

Dans certaines régions du Caucase, on observerait une incidence stable de la maladie pour certaines régions et variable pour d'autres.

Dans de nombreuses communautés on a constaté l'apparition de véritables foyers épidémiques de sclérosés en plaques.

On a pu observer, dans la même population, une évolution du nombre de malades atteints de Sclérose en Plaques à la suite de la migration de ces populations. Plusieurs facteurs infectieux ont été considérés comme à l'origine de la maladie :

– plusieurs virus dont celui d'Epstein-Barr (EBV), ceux de l'herpès ou encore les rétrovirus,
– des bactéries comme la *brucella* éventuellement à l'origine de maladies neurologiques, attribuée au contact avec des animaux domestiques vivant en troupeaux comme les vaches ou les moutons,
– les parasites, comme l'anophèle, intervenant dans la transmission de la malaria.

Aucune des recherches menées dans cette direction n'ont pu établir de véritables relations causales entre la Sclérose en Plaques et une atteinte virale, bactérienne ou parasitaire. On peut seulement faire prévaloir la notion d'association.

En effet, si l'origine virale, bactérienne ou parasitaire de la Sclérose en Plaques était confirmée, les traitements antibiotiques ou antibactériens seraient efficaces, ce qui ne correspond pas à la réalité.

6/ L'hypothèse vaccinale

Les maladies démyélinisantes, comme la Sclérose en Plaques, surviennent fréquemment après l'administration de certains vaccins, comme la vaccination antirabique (vaccination contre la rage). Les vaccinations anti-poliomyélitique, antitétanique ou antigrippale ont elles aussi été mises en cause, par un certain nombre de chercheurs. Par contre la grande presse a fait largement écho ces dernières années de cas de Sclérose en Plaques apparus suite à des vaccinations anti-hépatite B, en particulier parmi le personnel hospitalier obligatoirement soumis à celles-ci (plusieurs centaines voire milliers de cas en France).

7/ Le stress

Le stress psychologique a été évoqué par certains comme facteur à risque dans l'apparition, la disparition ou la progression de la Sclérose en Plaques. On a pu établir une corrélation entre le stress et l'évolution des symptômes neurologiques de la Sclérose en Plaques. Pour les naturothérapeutes que nous sommes, l'être humain est à considérer dans sa totalité soma et psyché. Concernant une maladie neurologique la psyché ne peut qu'intervenir. Des études américaines ont publié de nombreuses observations liant stress et Sclérose en Plaques. On peut les résumer de la façon suivante :

- pendant les 2 années précédant l'apparition de la Sclérose en Plaques, des chocs psychologiques ont très souvent eu lieu ;
- les sclérosés en plaques indiquent que leur vie, avant l'apparition de la maladie, était beaucoup plus stressante que celle d'autres patients présentant d'autres maladies neurologiques, rhumatoïdes ou arthritiques ;
- les sclérosés en plaques éprouvent plus de stress avant leur rechute clinique, que durant une rémission ;
- les difficultés économiques et professionnelles ou maritales, entraînent souvent des rechutes de la maladie sclérotique.

D'autres observations semblent contredire ce qui vient d'être énoncé.

- L'évolution de la maladie sclérotique n'est pas accélérée à la suite d'un deuil familial.
- Pendant la première guerre du Golfe, en 1991, les sclérosés en plaques israéliens, menacés ou victimes des missiles irakiens, ont moins souffert de rechutes qu'avant ou après ces évènements.
- La fréquence d'évènements stressants n'est pas corrélée avec la progression du handicap. La différence dans les observations concernant la Sclérose en Plaques résulte des difficultés rencontrées dans la rédaction des études. Ces observations paraissant contradictoires peuvent provenir des difficultés surgissant au cours des études sur l'importance du stress dans la Sclérose en Plaques, difficultés que l'on peut résumer de la façon suivante :

- les sclérosés en plaques utilisent généralement différentes stratégies de recouvrement de leurs symptômes avec des succès variables ;
- le stress est difficile à quantifier et à qualifier ;
- chez les sclérosés en plaques, les risques de somatisation sont plus élevés que dans d'autres populations avec, en plus, un taux de dépressions et des suicides plus élevé que la norme ;
- dans les études rétrospectives, les sclérosés en plaques présentent des souvenirs manipulés insistant sur les évènements stressants de leur vie, et les associant à leurs symptômes ;
- en réalité, et dans la conception globale de la naturothérapie, le stress, avec ses retentissements sur l'immunité, doit être considéré comme l'un des éléments favorisant la Sclérose en Plaques, nous l'évoquerons plus loin.

8/ Grossesse et Sclérose en Plaques

La Sclérose en Plaques apparaît, chez la femme pendant les années de la fertilité maximale, ce qui rend difficile la compréhension de la relation entre la maladie et la grossesse.

Dans les années 40 et 50 se répandit la thèse que la grossesse avait un effet négatif sur la Sclérose en Plaques, ce qui découragea nombre de femmes affectées de la maladie d'avoir un enfant. Peu de temps après, cette opinion fut largement controversée. Depuis, de nombreuses études ont confirmé la réduction des symptômes de la Sclérose en Plaques lors de la grossesse.

Les faits suivants ont pu être observés :

- Les symptômes cliniques sont améliorés lors de la grossesse.
- Les risques de rechute décroissent pendant la grossesse et, spécialement lors du troisième trimestre, et ce avec plus de 70 % de diminution !
- Les risques de rechute sont multipliés par 3 à 4 pendant les deux premiers trimestres après l'accouchement.

- À peu près 85 % des rechutes observées pendant la grossesse et les trois mois suivants surviennent après l'accouchement.
- Le pourcentage du nombre de rechutes pendant le premier trimestre ou les deux trimestres *post-partum*, comparé au nombre de rechutes pendant la grossesse augmente dans un rapport de 2 à 6 contre 1.
- Le risque de progression augmente de 1 à 3 fois en moyenne pendant les 6 premiers mois après l'accouchement, spécialement chez les patientes atteintes de Sclérose en Plaques progressive.
- Le mode de délivrance (césarienne, forceps, accouchement naturel) n'a aucune influence sur le déroulement de la Sclérose en Plaques.

9/ Allaitement maternel

Quelques études sur la relation entre l'allaitement maternel et la Sclérose en Plaques font apparaître un effet positif de protection de la mère lors de sa maladie, en particulier avec une réduction du risque de rechute pendant le premier et le deuxième trimestre *post-partum.*

Cependant, d'autres études ont indiqué le contraire. En définitive, tout est fonction de chaque cas et de l'importance que l'on attribue à l'immunité du bébé, qui est de toute façon fortement améliorée par l'allaitement au sein.

10/ Fertilité

Aucune étude n'a pu mettre en évidence les relations entre la Sclérose en Plaques et :
- la conception,
- la fertilité,
- la gestation,
- la santé du fœtus,
- le mode de délivrance et l'usage d'agents anesthésiques lors de l'accouchement.

De la même façon n'ont pu être mises en évidence les relations entre la Sclérose en Plaques et :

– les avortements spontanés,
– les grossesses extra-utérines (G.E.U.),
– les malformations congénitales,
– le faible poids du bébé à la naissance,
– les enfants mort-nés.

11/ Les menstrues

Peu de choses ont été dites, bien que la Sclérose en Plaques concerne deux fois plus de femmes que d'hommes, des relations entre la Sclérose en Plaques et les menstrues. Quelques rares études ont cependant été réalisées qui ont permis les observations suivantes :

– environ 50 % de femmes atteintes de la Sclérose en Plaques ont fait état d'aggravation de leurs symptômes durant les menstrues, la période prémenstruelle ou d'autres phases du cycle menstruel ;
– certaines patientes ont observé une synchronisation entre les rechutes et certains moments de leur cycle menstruel.

12/ Contraceptifs oraux

Il est important de connaître les effets des contraceptifs oraux étant donné que les femmes sont généralement atteintes de la Sclérose en Plaques au moment de leur période de fertilité. De plus, les moyens contraceptifs pendant la période où les patients sont sous immunomodulateur, sont délicats à mettre en œuvre chez les femmes à potentiel élevé de fertilité.

Les moyens contraceptifs ont sur les rechutes de la Sclérose en Plaques, un effet difficile à estimer, mais l'inter-réaction médication anti-sclérose en plaques, avec moyens contraceptifs oraux, est intéressante à connaître, pour deux raisons :

– les antagonismes médicamenteux peuvent connaître des effets spectaculaires dans la mesure où les sclérosés en plaques consomment plus que d'autres personnes : antibiotiques, antidépresseurs, anti-convulsants, etc.,
– la conception orale peut être déficitaire à cause de ces antagonismes médicamenteux.

13/ La diététique

Depuis la deuxième moitié du XIXe siècle, les différents courants de pensée naturiste ont permis la prise en considération de l'influence de l'alimentation ainsi que des pollutions diverses et nombreuses qui agressent la santé de l'Homme. Des scientifiques et chercheurs comme Paul CARTON, André PASSEBECQ, les professeurs CORNILLOT, LAUTIÉ, Louis BON DE BROUWER, le docteur Catherine KOUSMINE, en Suisse, le docteur SEIGNALET, le docteur BEGUIN et nous-même avons dénoncé différentes pollutions organiques par le sucre blanc, le lait de vache, les édulcorants de synthèse, l'aluminium et les dramatiques pollutions par les métaux lourds issus principalement des vaccinations et des amalgames dentaires !

*

*   *

VII.

IMMUNITÉ ET SCLÉROSE EN PLAQUES

L'immunité est omniprésente, la Presse "grand public" comme spécialisée lui consacre une grande partie de ses articles, éditoriaux et investigations !

Pour des raisons de "gros sous", les éleveurs de bovins ont signé avec l'industrie chimique des contrats léonins qui les réduisent à l'état d'esclaves, comme d'ailleurs dans d'autres branches de l'agriculture.

Ils se retrouvent, souvent malgré eux, **complices** des industries alimentaires animales et des engrais chimiques qui ont transformé, par productivisme des animaux végétariens en carnivores, sans tenir compte des conséquences catastrophiques que cela entraînerait !

Quelle inconscience !

Le résultat ne s'est pas fait attendre. Depuis une quinzaine d'années pourtant, des scientifiques se sont émus et ont fait entendre leur indignation dans des revues comme *Thérapeutiques Naturelles*, *Æsculape*, *Le Lien*, *La Vie Naturelle*, *Santé pratique*, *Vie et Action*, *Biocontact*, *Votre Santé*, etc. Leurs appels soigneusement étouffés par les grands médias "bien-pensants" n'ont pas été entendus.

Les hommes politiques, comme d'habitude empêtrés dans leurs luttes "picrocholines", en guerre les uns contre les autres pour rétablir et maintenir les réseaux d'influence leur permettant de se maintenir au pouvoir ou d'y accéder, n'ont évidemment pas fait écho à ces informations dérangeantes. Lorsque le silence fut devenu impossible le scandale éclata et la classe politique se mit à hurler avec les loups !

L'IMMUNITÉ DES BOVINS AVAIT ÉTÉ DÉPRIMÉE PAR LES BOULEVERSEMENTS ALIMENTAIRES IMPOSÉS PAR L'HOMME. CETTE IMMUNO-DÉPRESSION A PERMIS LE DÉVELOPPEMENT DU FAMEUX ET TERRIBLE "PRION".

Une autre maladie très grave et médiatique est apparue à la suite de perturbations physiologiques dues à des causes aussi diverses que l'alimentation "chimiquée", la toxicomanie, l'utilisation exagérée d'antibiotiques, de certaines vaccinations, etc.

La dépression **immunitaire** qui s'en est suivie s'est manifestée par le Syndrome d'Immuno-Déficience Acquise (sida).

Le classement de 1987 décrit quatre stades, les deux premiers dépourvus de signes cliniques mais avec perturbations des constantes biologiques au niveau des éléments figurés du sang, les rouges et les blancs (globules rouges et globules blancs).

Au stade III, on constate des adénopathies chroniques et disséminées (maladie chronique des ganglions) dans l'ensemble de l'organisme.

Au stade IV, de nombreux dérèglements peuvent apparaître, qu'il s'agisse d'amaigrissement, de fièvre, de diarrhées, de myélites, de méningite, de neuropathies diverses, de parasitoses, d'infections virales, de mycoses, d'affections bactériennes et enfin de cancers, dont la maladie de Kaposi.

Mais le système immunitaire peut être rendu déficient par d'autres nuisances. À la fin de l'année 2000, la centrale nucléaire qui, à juste titre a tellement fait parler d'elle, celle de Tchernobyl a enfin été stoppée. La presse parle encore, 18 ans après, des conséquences de l'explosion du 26 avril 1986. Ce jour-là à 1 h 24 du matin la plus grande catastrophe atomique ayant jamais existé se déroule dans le nord de l'Ukraine, ex-république de l'Union soviétique. Le réacteur numéro 4 explose à la suite de manœuvres erronées. Un nuage délétère s'en échappe qui va toucher les pays d'Europe du Nord, dont l'Allemagne. Les autorités de ce pays font vider les bacs à sable des jardins publics et déconseillent l'eau des villes. Le lait de vache et de chèvre est provisoirement abandonné. L'importation de produits alimentaires en provenance des Pays d'Europe de l'Est est suspendue. Le lait, les fruits, les légumes, le miel sont bloqués aux frontières européennes, tandis que les voyageurs provenant de ces mêmes pays sont soumis à des contrôles d'irradiation.

En Pologne, ce n'est que le 1er mai que les autorités révèlent les radiations 500 fois supérieures à la normale. Le Professeur JENS SCHEER prévoit :

"Il y aura 10 000 cancers des poumons en plus."

Dans toute l'Europe communautaire des mesures de prévention et de précaution sont prises. Dans tous les pays d'Europe, sauf un : la France. La consigne y est de ne pas parler et de ne rien faire !

L'explosion, 90 fois supérieure à celle d'Hiroshima, va laisser des traces.

Un rapport danois « **Tchernobyl reactor accidents** », en date du 6 mai 1986 établit : « *L'iode radioactif pour la thyroïde augmente la probabilité de nodules et de cancers* » !

Encore l'immunité !

Pour ce qui concerne la France, la seule étude complète des cancers thyroïdiens est celle réalisée dans la région Champagne-Ardennes. La période 1986-1996 a connu une hausse de 30 % chez la femme, de 100 % chez l'homme et de 300 % pour ce qui concerne les jeunes de 12 à 19 ans.

Ces chiffres sont accablants !

Comme tous les cancers, celui de la thyroïde est une maladie IMMUNITAIRE.

Au sein de la communauté européenne un seul pays a maintenu l'obligation vaccinale, **après avoir été abandonnée par tous**; c'est la France. Cette exception française a déjà fait couler beaucoup d'encre ! La vaccination anti-hépatite B, devenue obligatoire dans le milieu médical a parfois entraîné des Scléroses en Plaques; des procès sont en cours !

Or, comme nous le verrons plus loin, la Sclérose en Plaques, objet de cet ouvrage est, elle aussi, une maladie IMMUNITAIRE.

Une importante conférence internationale sur les vaccinations a eu lieu à Washington du 8 au 10 septembre 2000. Elle fut organisée par le National Vaccine Information Center. Les plus grands noms de la médecine anglo-saxonne, s'y sont exprimés pour mettre en garde contre la dangerosité des vaccins. Il faut dire que les enfants américains sont très « choyés » dans ce domaine; ils reçoivent 39 doses de 12 différents vaccins avant leur scolarité, dont 21 injections avant leur premier anniversaire ! Le vaccin anti-hépatite B est employé le premier : dès la première semaine voire dès le premier jour pour certains. Le docteur Philip INCAO, considéré comme un expert à l'occasion de procès sur les vaccinations a déclaré à cette occasion : « *la voix de la raison est noyée parmi l'hystérie entourant l'apparition des "infections tueuses" qui est l'un des sujets préférés des médias... Cette propagation de la crainte par les médias et par leurs informateurs dans l'industrie de la santé publique a abouti à une croissance du pouvoir de cette industrie bien au-delà des contrôles habituels et des équilibres de notre démocratie.* »

Plus loin il déclare : « *Pendant 23 ans j'ai observé que les enfants non vaccinés étaient plus sains et plus robustes que ceux qui ont été vaccinés. Les allergies, l'asthme et des perturbations comportementales étaient clairement plus fréquents chez mes jeunes patients vaccinés. Les enfants non vaccinés n'ont pas souffert plus souvent ou plus sévèrement de maladies infectieuses que les autres.* »

Le docteur Walter SPITZER, professeur d'épidémiologie à l'Université McGill du Canada, professeur de médecine clinique à l'Université Stanford en Californie, membre du Collège Royal de Médecine du Canada, de l'American College of Epidemiology et de l'Institut de Médecine de l'Académie Nationale des Sciences, juge très vraisemblable les interactions entre vaccinations et maladies chroniques.

Le docteur John MENKES, professeur de neurologie et pédiatrie à l'Université de Californie, Los Angeles (UCLA) a beaucoup travaillé sur les maladies métaboliques du système nerveux. Dans la conférence organisée par le NVIC (National Vaccine Information Center) il dénonce les résultats neurologiques de la vaccination anti-coqueluche et le manque de sincérité de ceux qui estiment qu'il ne s'agit là que de coïncidences.

Le docteur Candace PERT, professeur de physiologie, professeur de bio-physique, expert en maladies virales auto-immunes, développe la thèse selon laquelle le cerveau et le système immunitaire contiendraient les mêmes récepteurs que ceux des virus dans leur attaque des cellules humaines. Un homme d'affaires important témoigne :

« *Ma fille Lyla Rose est morte le 16 septembre 1998 à l'âge de 5 semaines, 15 heures après avoir reçu sa deuxième injection du vaccin anti-hépatite B. Lyla était un bébé plein de vie et de santé. Elle n'avait jamais été malade avant l'après-midi où elle reçut cette injection.*

Après sa dernière tétée du soir, elle devint extrêmement agitée et bruyante, puis soudain elle sembla s'endormir et cessa de respirer. Je fus choqué par le rapport d'autopsie. Le médecin légiste de New York décréta qu'il s'agissait d'une SIDS (Syndrome de la mort subite du nourrisson). Mais ce médecin a négligé de mentionner dans son rapport que Lyla avait un œdème du cerveau et qu'elle venait de recevoir le vaccin anti-hépatite B. Le coroner qui discuta avec ma femme, moi-même et notre pédiatre, le jour de l'autopsie, a bien confirmé alors que le cerveau était hypertrophié.

À travers de multiples discussions avec d'autres pathologistes expérimentés, j'ai découvert ultérieurement que l'œdème du cerveau est un effet secondaire classique de la vaccination (avec n'importe quel vaccin) dans la littérateur médicale. »

Les développements et les témoignages de nombreux médecins, professeurs et scientifiques furent passionnants, mais le plus intéressant demeurent la déclaration et le témoignage d'un médecin, le docteur Bonnie DUNBAR, professeur de biologie cellulaire au Baylor College de Médecine de Youngstown, récompensée par le NIH (National Institue of Health) pour ses travaux sur le développement des vaccins. Cette vaccinaliste confirmée, ayant travaillé 25 ans à mettre au point des vaccins, a émis une opinion dont on ne peut dire qu'elle pouvait être entachée de sectarisme. Elle témoigne :

« *Mon frère, géologue et agronome avec quatre diplômes universitaires, vint travailler avec moi au Baylor College sur un projet de manipulations génétiques de protéines de blé. On lui demanda de se faire vacciner contre l'hépatite B. Entre le lendemain de l'injection et les 3 jours suivants, il eut de la fièvre et ressentit une grande fatigue. Entre la deuxième et la quatrième semaine suivant l'injection, il developpa une telle série de symptômes, que 15 médecins déclarèrent qu'il s'agissait d'une réaction à la vaccination...*

À peu près à la même époque, une jeune femme de 21 ans, étudiante en médecine vint travailler à mon laboratoire pendant l'été. Elle aussi dut se faire vacciner contre l'hépatite B. Dès la première injection elle eut de la fièvre et fut très fatiguée. Trois semaines après la seconde injection elle perdit la vue d'un œil, mais elle la retrouva presque entièrement 6 mois plus tard. Elle hésitait à recevoir la troisième injection mais son médecin lui affirma que ce vaccin était très sûr, qu'il n'y avait aucun problème. Après la troisième injection elle fut hospita-

lisée pendant 2 mois, très gravement malade, et perdit définitivement la vue d'un œil. »

Le Professeur DUNBAR entreprit alors un parcours de trois années d'investigations sur la vaccination anti-hépatite B. Elle parcourut le monde et rencontra des médecins et des patients, qui lui confirmèrent les sévères complications neurologiques et auto-immunes du vaccin anti-hépatite B. « *Il faut des semaines et parfois des mois avant que les désordres auto-immuns, comme l'arthrite rhumatoïde, se manifestent après la vaccination. Aucune recherche scientifique contrôlée sur le long terme, n'a été menée sur des bébés, enfants ou adultes américains, au sujet des effets de ce vaccin* ».

Les Américains semblent prêts à se battre contre l'abus vaccinal. La lutte sera chaude et cruelle, car comme le disait Jacques BAINVILLE : « *Il n'est pas toujours agréable d'avoir raison. Il est cruel en particulier d'avoir raison contre son pays.* » De temps en temps la presse évoque une maladie dramatique : la mort subite du nourrisson (MSN). Nous en avons parlé dans notre livre *Amalgames dentaires : les dangers des plombages*, au cours du congrès de Washington on l'a également évoquée.

Il s'agit encore là d'une maladie **immunitaire** due au mercure de certaines vaccinations !

La grande presse parle de temps à autre d'une maladie qui touche en France environ 20 000 jeunes de moins de 20 ans : l'autisme. L'enfant autiste est dans un isolement total, il est renfermé sur lui-même, à l'écart de la réalité. La communication avec l'environnement est rompue, l'expression est réduite à néant et les parents se trouvent dans une détresse totale. Entre 1978 et 1999, le nombre de cas d'autisme a été multiplié par 30 aux États-Unis et en Grande-Bretagne.

Aux États-Unis, pendant la période scolaire 1992-1993, 15 580 enfants furent répertoriés par l'IDE (Individuals with Disabilities Educationapt) tandis que, en 1997-1998 on en comptait 42 500 : 173 % d'augmentation ! La "société américaine des autistes" affirme : « *Plus d'un demi-million de personnes aux États-Unis sont autistes ou atteintes de troubles envahissants du développement (TED). À quoi serait due cette augmentation de l'autisme ?* »

Jeana et Darrel SMITH de Baton-Rouge refusent de considérer l'autisme de leur fils Jacob comme génétique puisque son frère jumeau Jesse n'en souffre pas. Jacob a subi une injection de vaccin anti-hépatite B dès le premier mois de sa vie, alors qu'on en a attendu 3 pour vacciner son frère. À 15 mois ils ont tous deux reçu le ROR. Leur mère affirme : « *à partir de ce moment, Jacob a développé de curieux comportements et n'a plus progressé en parlant, je pense que le vaccin contre l'hépatite a bouleversé son système immunitaire et que le ROR a tout déclenché* ».

Le docteur Bernard RIMLAN, père d'un enfant autiste, directeur et fondateur du Autist Research Institute de San Diego, affirme : « *c'est une véritable épidémie... Il est grotesque de prétendre qu'il n'existe aucun lien entre l'autisme et la vaccination, exceptées des coïncidences... La vérité est que les enfants sont blessés par les vaccinations.* »

Pour conclure sur l'autisme nous citerons le docteur Vinjendra SINGH. Ce professeur d'immunologie et son équipe ont publié dans *Clinical Immunology and Immunopathology*, un article sur l'enfant autiste. Il révélait qu'une exposition au virus de la rougeole pouvait entraîner une réponse auto-immune, intervenant sur le développement de la myéline. « *Bien qu'il n'existe pas de base de données, les parents d'enfants autistes rapportent couramment des désordres immédiatement après l'inoculation avec le ROR et le DPT (dyphtérie, tétanos, coqueluche)* ».

Ici encore l'immunité est en jeu !

De façon récurrente, la presse grand public lance des cris d'alarme sur le devenir des antibiotiques. L'inventeur de la pénicilline, premier antibiotique comme chacun sait, Sir Alexander FLEMING, se questionnait déjà en 1945 sur le mauvais usage de la pénicilline, risquant de sélectionner et de propager des formes résistantes à ce nouveau médicament. Aujourd'hui les antibiotiques sont universellement utilisés et largement consommés par tous les animaux, artificiellement nourris à l'aide de farines animales contenant presque toutes des antibiotiques, ce dont on parle peu. De ce fait les doses thérapeutiques, chez l'humain, sont passées de quelques milliers d'unités à plusieurs millions, ce que développait de façon très claire, le docteur Jean VALNET, ancien médecin militaire, obligé de quémander aux troupes américaines pendant l'hiver 1944-1945 ce médicament miracle, alors utilisé en centaines d'unités pour sauver une jambe, contre plusieurs millions aujourd'hui pour "traiter" inutilement un rhume.

Les animaux de boucherie reçoivent beaucoup plus d'antibiotiques que les humains. Dans leurs excréments se trouvent des souches vivantes, résistantes aux antibiotiques. C'est donc l'humus, véritable "flore intestinale" de la terre qui est contaminé par ces souches rebelles. Les animaux au contact de la terre stockent dans leurs intestins et sur leur peau ces germes invulnérables !

L'OMS estime que les antibiotiques représentent l'un des trois problèmes majeurs du XXIe siècle. Dans son livre *Le Paradoxe des antibiotiques*, Editions Belin (1999), le docteur Stuart B. LEVY déclare :

« *L'homme, à moins de développer une solide immunité contre les bactéries devrait affronter une époque redoutable où les traitements seraient voués à l'échec. Nous pourrions bien alors assister à une répétition des épidémies incontrôlables du Moyen-Age.* »

Il est temps de restaurer notre **IMMUNITÉ** !

Enfin la presse se fait parfois l'écho de nos soucis, face à la pollution chimique entraînant des troubles divers, comme ceux du système respiratoire. La lecture du *Panorama du Médecin* met en évidence d'autres risques de pollution. Dans son numéro 4752 cette revue signale que :"*la Mutualité Sociale Agricole (MSA) a relevé un nombre de cas anormal de leucémies chez les viticulteurs âgés de 50 à 60 ans* ». Ceux-ci ont utilisé pendant toute leur carrière des produits phytosanitaires sous forme de poudres, ou de "bouillies" pour traiter leurs vignes.

Il est probable qu'ils en ont ingéré une partie par la respiration et par la peau.

La leucémie est également une maladie **immunitaire** !

MAIS QU'EST-CE QUE L'IMMUNITÉ ?

Comme nous la décrivions dans notre ouvrage : ***Les Syndromes secs***, paru chez Guy Trédaniel Éditeur, les mécanismes de l'immunité revêtent un caractère fondamental et déterminant pour la survie des êtres vivants.

Pour préserver l'intégrité des espèces, il est capital de mettre en œuvre une réaction spécifique contre l'intrusion d'un agent pathogène ou d'une substance étrangers à l'organisme du sujet.

L'immunité est donc l'état global, psychosomatique, dans lequel le sujet (le "soi") est à même de conserver l'ensemble de ses possibilités lors de la rencontre avec le "non-soi". On comprend dès lors que toute baisse de l'immunité entraîne une diminution de l'expression du "soi". En immunologie, on appelle "soi" la totalité des éléments organo-chimiques constituant un individu. Le terme antigène (aG) désigne n'importe quelle substance suscitant chez un sujet étranger au "soi", une réponse immunitaire. Cette substance sera donc reconnue comme étrangère au "soi" et mise hors d'état par les divers mécanismes de l'immunité.

À la longue, l'organisme, mis en présence d'un antigène étranger, se trouvera protégé et ses défenses vis-à-vis du même antigène seront améliorées. La seule exception à cette règle est, d'une part l'hybridation sexuelle réalisant la fusion de deux "soi", et par ailleurs, la gestation dans lequel l'organisme fait preuve de tolérance vis-à-vis de l'organisme étranger (la mère avec l'enfant).

Les pathologies de l'immunité apparaissant avec les phénomènes d'hypersensibilité ou d'allergie, entraînant des troubles parfois très dommageables ou encore avec les phénomènes d'auto-immunité entraînant des pathologies souvent graves, parfois mortelles. Dans ce dernier cas, les mécanismes immunitaires de l'individu se retournent contre lui-même.

Étant donné l'approfondissement permanent du fossé existant entre les populations des pays développés et les facteurs naturels de santé, on constate un accroissement rapide des allergies et des phénomènes auto-immuns ceci explique l'apparente contradiction suivante : **on guérit de plus en plus de cancers, mais le nombre de morts par cancer, augmente chaque année.**

Heureusement, il existe des individus conscients et sains ou "normaux", qui savent protéger leur santé et chez lesquels les défenses organiques utilisent les deux mécanismes principaux : l'immunité spécifique et l'immunité non-spécifique.

a) Immunité non-spécifique

Elle met principalement en œuvre des éléments phagocytaires susceptibles d'englober l'envahisseur, bien souvent un micro-organisme, et de l'anéantir avec leurs radicaux libres et leurs enzymes protéolytiques. Ce sont les cellules "NK" (Natural Killer) et les globules blancs polynucléaires macrophages.

Des éléments situés dans le plasma sanguin interviennent également, ce sont les protéines du complément et la CPR (protéine C réactive).

b) L'immunité spécifique

C'est elle qui fonde le principe de la vaccination : favoriser une mémoire immunitaire. Elle permettrait d'éviter tout au long de la vie du sujet une réinfection due aux mêmes micro-organismes. Les mécanismes de l'immunité spécifique reposent sur les lymphocytes et se déroulent selon un processus bien déterminé :

a/ Une invasion de germes infectieux entraîne une inflammation tissulaire locale.

b/ Dans la zone en question se produit un afflux sanguin entraînant rougeur et chaleur. Répondant à différents mécanismes, les éléments phagocytaires et lymphocytes du sang envahissent la région. Les cellules phagocytaires capturent les germes, les mettent hors d'état de nuire les réduisant en des particules inactives, qui vont se répandre à la surface de ces mêmes cellules.

c/ Les lymphocytes T Helper (Lph) et les lymphocytes B (LB) vont d'abord sélectionner un ensemble de lymphocytes BT et permettre une prolifération clonale. Par la suite, les lymphocytes B seront à même de produire des quantités importantes d'anticorps (AC) aptes à reconnaître les antigènes étrangers et, grâce à des substances du plasma à anéantir ces antigènes. Les lymphocytes peuvent avoir acquis de cette façon des rôles bien particuliers. Certains lymphocytes B possèderont une mémoire de longue durée, d'autres sécréteront des anticorps, tandis que les lymphocytes T Helper pourront empêcher le retour des mêmes facteurs infectieux.

Stress et immunité

Il existe dans le crâne une glande appelée glande "pinéale" ou "épiphyse". Située au plafond du diencéphale, elle joue un rôle sécrétoire et sensoriel. Elle coordonne également trois systèmes indépendants que sont le système nerveux, le système immunitaire et le système endocrinien, leurs interactions expliqueraient les effets du stress sur l'imunité. Les relations complexes entre ces trois systèmes s'effectueraient grâce à des messagers chimiques (peptides, amines, opiacés, etc.) transportés par le sang, la lymphe et le liquide céphalo-rachidien.

L'épiphyse produit une hormone immuno-stimulante, la mélatonine, à des horaires bien déterminés. La mélatonine favorise la sécrétion des cellules NK et possède un effet anti-stress, en diminuant le côté immuno-suppresseur du stress de l'axe hypothalamus-hypophyse-glandes surrénales qui produit les glucocorticoïdes. La mélatonine est également capable de s'opposer au stress immuno-suppresseur induit par l'ensemble hypothalamus – système nerveux sympathique, qui produit l'adrénaline et la noradrénaline.

L'initiateur de la médecine naturelle, le docteur Paul CARTON, définissait ainsi l'immunité : « *L'immunité est la propriété que possèdent certains organismes de ne pas donner de prise à des processus morbides, toxiques ou infectieux, à cause de la résistance de leur terrain humoral et organique.* »

L'IMMUNITÉ NATURELLE EST SOIT INNÉE, SOIT ACQUISE SPONTANÉMENT

1) L'immunité innée. Elle durerait tout au long de la vie, si les facteurs naturels de santé étaient préservés :

- alimentation,
- rythme travail/repos,
- dépense musculaire,
- équilibre émotionnel,
- ensoleillement sans insuffisance ou excès,
- abstention du tabac,
- extrême modération de consommation de boissons alcoolisées...

Cette expression de la nature médicatrice (Hippocrate), cette énergie naturelle qui conserve et répare les tissus et les organes, permet la sauvegarde du fonctionnement organique et le maintien de l'homéostasie humaine, c'est-à-dire le fonctionnement équilibré de **l'ensemble** des organes. Car la santé est un état **d'équilibre positif, qui ne se**

traduit pas par le "silence des organes". Cette énergie naturelle médicatrice induit en cas d'infections, de blessures ou d'intoxications, les processus naturels de défense.

Dès lors l'hypothèque de l'intégrité immunologique est inutile et néfaste parce qu'en cause dans le surgissement d'un nombre de plus en plus élevé de pathologies modernes.

CARTON le premier annonce l'inutilité de certaines vaccinations : « *la fièvre thyphoïde est exceptionnelle avant 2 ans, la coqueluche, la rougeole, la dyphtérie, la scarlatine avant l'âge de 6 mois* ».

Il écrit également : « *l'immunité à l'égard de la tuberculose est la règle presque absolue dans le jeune âge. Elle ne dépasse pas 12 % dans les agglomérations urbaines à l'âge d'1 an, 50 % à l'âge de 10 ans. Elle aboutit à 80 % à l'âge de 20 ans. Sans que pour cela le bacille de Koch ait déterminé un véritable état infectieux déclaré chez les sujets assez résistants. La réceptivité du vaccin anti-varioleux est rare avant l'âge de 8 jours. Elle peut même ne pas exister pendant des mois et des années quand l'enfant est conduit logiquement.*»

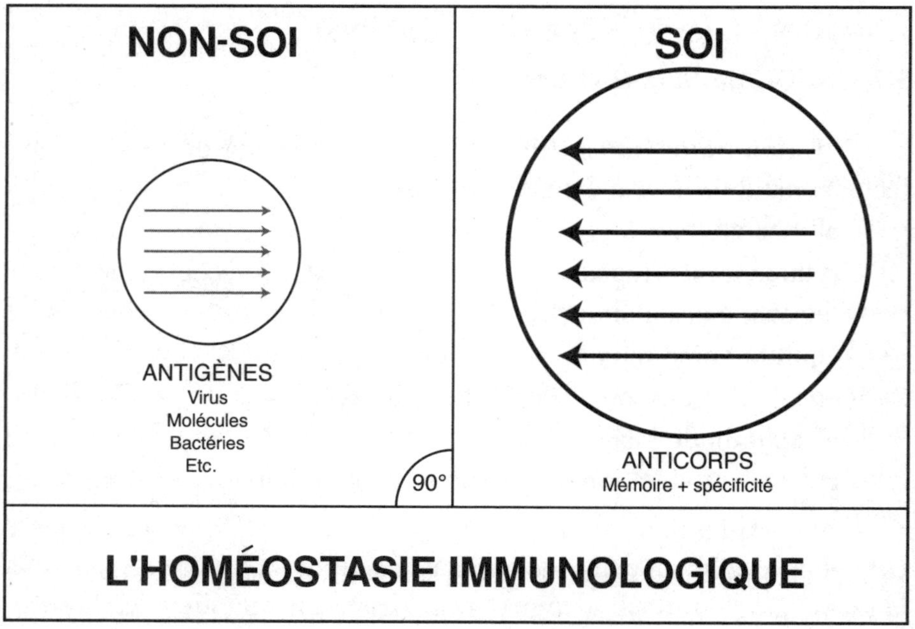

Figure n° 5

Cette immunité naturelle est rapidement détériorée chez tous ceux, et ils sont nombreux, qui ne respectent pas les lois de la santé naturelle. CARTON établit : « *plus tard, quand des infections se produisent, elles ne sont pas le fait exclusif des contacts microbiens, mais tiennent principalement au déclin des résistances naturelles, du terrain organique,* ***à l'abaissement des immunités naturelles****. L'aptitude morbide est donc le résultat fatal de toutes les lois naturelles.* »

Plus loin il écrit encore : « *chez les non civilisés, l'immunité naturelle, non entamée par des conditions de vie anti-naturelles, persiste plus longtemps. La tuberculose et le cancer étaient inconnus chez les indigènes d'Afrique Équatoriale, avant la pénétration des vices alimentaires de la civilisation mal orientée.* »

2/ L'immunité naturelle d'origine acquise

Comme nous l'avons écrit plus haut il existe, dans les humeurs organiques, différents éléments et substances capables de neutraliser les antigènes et d'éviter les états infectieux.

CARTON déclare : « *c'est ce pouvoir de protection préservatrice et défensive, qui engendre spontanément, dans l'organisme, des anticorps doués de propriétés anti-infectieuses, neutralisantes et préventives à l'égard de tous les virus. Et cela en dehors de toute infection déclarée et de toute immunisation artificielle.* »

Nous possédons donc, dans notre organisme, toutes les défenses nécessaires au maintien de l'homéostasie vitale, c'est-à-dire de notre immunité naturelle.

Cependant la réforme vitale indispensable au recouvrement d'un bon état de santé, est un processus difficile, délicat et dans lequel on se trouvera bien de se faire aider par différentes pratiques, tant psychologiques (comme la sophrologie), ou encore par la merveilleuse aromathérapie, pratique à la fois psychologique, physiologique et chimique.

Pour schématiser :

1°) Dans un organisme en bonne santé, les défenses (le "soi") grâce aux anticorps équilibrent les agents agressifs extérieurs (le "non-soi").

Cet équilibre s'appelle l'homéostasie immunitaire (fig.5).

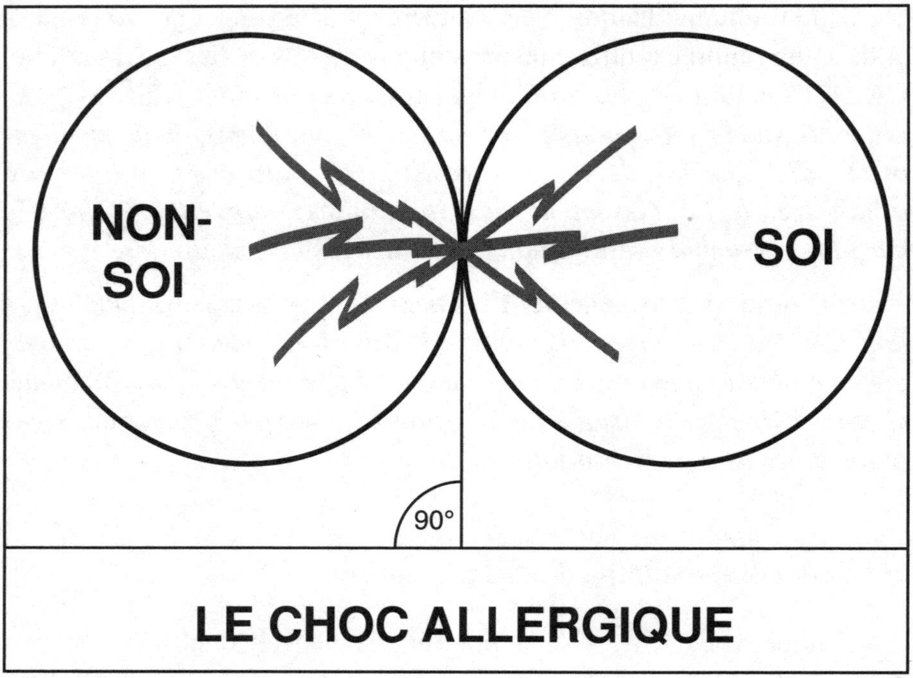

Figure n° 6

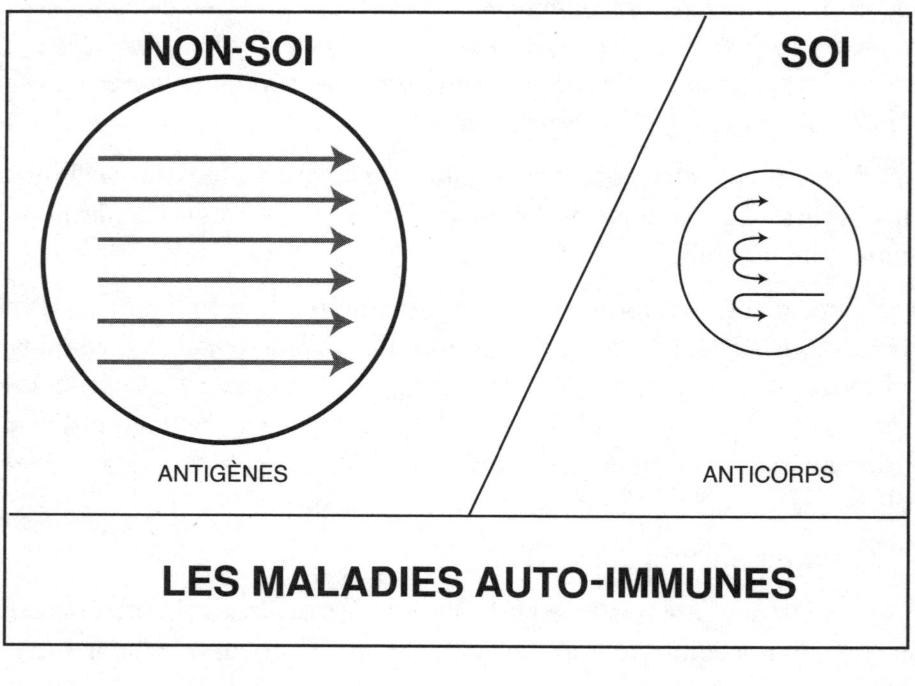

Figure n° 7

2°) Dans certains cas, l'immunité est perturbée par des facteurs physiques, intoxications alimentaires, respiratoires, cutanées, etc., ou psychiques. L'organisme peut alors réagir vivement, avec une intensité disproportionnée à l'agression, c'est le choc allergique (fig.6).

Il peut s'agir par exemple d'un œdème de QUINCKE avec gonflement spectaculaire du visage chez un retraité possédant un jardinet contenant des fraisiers. Un beau jour, le retraité qui consommait chaque année les fraises de son jardin sans aucun trouble, développe une enflure monstrueuse pouvant même être mortelle !

3°) Lorsque l'immunité a été fortement dégradée par une alimentation déséquilibrée, l'usage du tabac ou l'absorption de mercure des amalgames dentaires ou de certaines vaccinations, la réponse immunitaire devient inadaptée et, au lieu de défendre l'individu, l'agresse en se retournant contre lui (fig.7) développant des maladies immunitaires (fig.8) dont la Sclérose en Plaques.

*

*   *

VIII.

ÉVOLUTION DES SIGNES CLINIQUES DE LA MALADIE

Il existe plusieurs formes de Sclérose en Plaques très différentes les unes des autres par leur évolution.

1/ Les formes rémittentes (80 % des cas) évoluant par poussées bien caractérisées, suivies ou non de séquelles. Certains symptômes apparaissent, durent quelques jours ou quelques semaines et enfin disparaissent, laissant ou non des séquelles. Ces symptômes sont susceptibles de réapparaître, au bout d'un mois, d'un, deux, dix ou vingt ans.

Lors de la toute première poussée, il est donc impossible de faire un diagnostic ou un pronostic. Les poussées suivantes évolueront de la même façon jusqu'à ce que l'une d'elles (mais on ignore toujours laquelle) laisse un handicap définitif. Dans 50 % des cas, les poussées se prolongeront jusqu'à la fin de la vie, sans aucune séquelle.

2/ Les formes progressives continues dans lesquelles le handicap installé d'emblée évolue "à bas bruit", avec des fluctuations impalpables et parfois des phases de "plateau".

3/ Les formes progressives secondaires. Après une phase initiale rémittente, parfois après plusieurs années, les poussées s'évanouissent comme par miracle ; s'installe alors une dégradation progressive lente, seulement observable lorsqu'on compare les performances d'une année à l'autre. Ce type de formes cliniques, concerne environ 1/3 des patients atteints de la forme progressive.

4/ Les formes progressives d'emblée apparaissent généralement après l'âge de 40 ans, et concernent environ 15 % des cas "progressifs". Un symptôme s'installe qui ne bouge d'abord pas, puis se met à évoluer sur des mois et des années vers l'aggravation avec perturbations du mode de vie. Le début est tellement insidieux que le patient ne se plaint généralement pas et qu'il a toutes les difficultés du monde, par la suite, pour parvenir à situer le moment de la première manifestation.

5/ Les formes éteintes. Il s'agit de formes avec poussées si bénignes qu'elles ne sont connues que lors de l'autopsie, pratiquée pour d'autres raisons que la Sclérose en Plaques.

D'une façon générale, ni le rythme, ni le nombre de poussées n'ont de valeur-pronostic car très variables. On sait cependant que plus la distance est longue entre la première et la seconde poussée, plus le pronostic est favorable. Le malade a toutes les chances de ne pas trop pâtir de sa pathologie.

La fréquence des poussées évolue généralement avec le temps, celles-ci se faisant moins fréquentes avec le temps et l'âge. Les formes rémittentes deviennent progressives après un laps de temps couvrant de 5 à 7 ans, et ceci dans les 2/3 des cas.

Les formes progressives d'emblée définies par l'augmentation des handicaps au-delà de 6 mois, représentent avec les formes progressives rémittentes environ 20 % des cas.

Il est de toute façon, difficile et hasardeux de faire un pronostic valable sur l'évolution de la Sclérose en Plaques. Certains éléments peuvent seulement avoir une valeur indicative sur le devenir du mal.

On considère habituellement comme étant de bon pronostic :
- l'apparition de la maladie avant 40 ans,
- les formes rémittentes,
- les cas débutants par des symptômes sensitifs ou des neuropathies optiques,
- l'existence d'une rémission de longue durée,
- l'évolution passant presque inaperçue pendant les 5 premières années.

Par contre, sont considérés comme de mauvais pronostic :
- la maladie commençant après 40 ans,
- les cas débutant par une perturbation de la fonction cérébelleuse avec ataxie (manque de coordination entre les mouvements), de gravité variable,

– la dégradation des fonctions motrices,
– la dégradation des fonctions sphinctériennes avec perturbation des sphincters urinaires et anaux (incontinence urinaire et fécale).

KURTZKE a établi une échelle de handicaps basée sur 7 fonctions :
– pyramidale,
– du tronc cérébral,
– cérébelleuse,
– sensitive,
– visuelle,
– urinaires et transit intestinal,
– mentales ou cérébrales.

En moyenne il faut 6 ans pour que le malade atteigne le handicap 3 (autonomie de marche et handicap modéré). Il faudra attendre 12 ans pour arriver au stade 6 où le malade a besoin d'au moins une aide pour pouvoir se déplacer. Après le handicap 6, l'aggravation change alors de rythme et devient plus lente. Il s'agit là d'une moyenne, mais, dans 10 à 15 % des cas le handicap peut être grave, peut être lourd après 5 ans seulement d'évolution. À l'inverse, entre 10 et 15 % des cas évoluent lentement présentant des formes bénignes et atteignant un handicap inférieur à 3 après 10 ans de progression.

*

*   *

IX.

THÉRAPEUTIQUES CONVENTIONNELLES

Quatre grandes catégories de traitements peuvent se dégager du concept allopathique de traitement de la Sclérose en Plaques. Ce sont les suivantes :

- traitements chimiques,
- traitements non chimiques,
- traitements psycho-sociaux,
- rééducation du patient.

TRAITEMENTS PHARMACOLOGIQUES

Les traitements allopathiques de la Sclérose en Plaques ne sont pas destinés à traiter la cause mais bien les symptômes de la maladie. Ils ont pour but d'atténuer les rechutes, et diminuer les symptômes et de modifier le parcours pathologique.

Le traitement des rechutes basé principalement sur les glucocorticoïdes trouve son origine dans les années 50 avec un effet aléatoire. L'ACTH (hormone adréno-corticotropique) a permis une accélération de la reprise de l'état de santé antérieur à la crise sans cependant modifier le cours de la maladie. Les tout premiers neuro-biologistes dont CHARCOT au milieu du XIXe siècle s'évertuèrent à trouver des médicaments en réalité peu efficaces.

Il fallut attendre 1993 et l'apparition du BÊTAfERON ® (interféron bêta-1b) pour obtenir un ralentissement de la progression de la maladie. Il fut alors approuvé aux États-Unis par la Food and Drug

Administration (FDA). Depuis, deux autres médicaments l'AVONEX® (interféron bêta-1a) et la COPAXONE (copolymère-1) furent considérés comme efficaces. Un autre médicament considéré comme efficace au Canada et en Europe est le REBIF (interféron bêta-1a). La NOVANTRONE® (mitoxantrone) fait elle aussi partie des médicaments qui ont fait évoluer le cours de la maladie nonobstant les inévitables effets secondaires propres à toute médication chimique.

MODIFICATIONS DU DÉCOURS DE LA MALADIE EN ALLOPATHIE

1) Immuno-modulation allopathique lors de la Sclérose en Plaques grâce à :

- COPAXONE,
- AVONEX,
- REBIF,
- BÊTAFERON.

Immunoglobuline en intraveineuses.

2) Thérapies immuno-suppressives

- AZATHIOPRINE,
- CYCLOPHOSPHAMIDE,
- MÉTHOTREXATE,
- NOVANTRONE.

TRAITEMENTS DES RECHUTES DE LA SCLÉROSE EN PLAQUES

En allopathie, on considère que les glucocorticoïdes sont l'unique et seule classe efficace de médicaments indiqués pour éviter les rechutes chez les sclérosés en plaques.

En cas, d'échec thérapeutique, les traitements suivants peuvent être utilisés :

- ACTH,
- HYDROCORTISONE,
- MÉTHYLPREDNISOLONE,
- PREDNISONE.

TRAITEMENTS DES SYMPTÔMES

Un grand nombre de médicaments ont été utilisés avec un succès variable pour traiter les symptômes associés à la Sclérose en Plaques. En effet si certains symptômes sont supportables, d'autres rendent la qualité de vie complètement déficiente. Le succès dans la thérapie anti-symptomatique dans le domaine de la Sclérose en Plaques augmente considérablement la qualité de vie. Malheureusement une partie des symptômes est insensible aux traitements chimiques. Certains médicaments utilisés dans des symptômes peu communs n'ont pas été reconnus par la FDA et sont considérés comme marginaux.

Les médicaments indiqués ci-dessous sont ceux qui seraient les plus efficaces dans le traitement allopathique des symptômes les plus communs de la Sclérose en Plaques.

Évidemment, les systèmes de contrôle en double aveugle, censés établir l'efficacité réelle de tout médicament, les essais avec placebo, utilisant de faux médicaments, n'ont pu être évités. En réalité, la sélection des agents thérapeutiques est basée sur des observations personnelles et des impressions.

Voici quelques symptômes avec l'agent pharmacologique correspondant :

- psychoses et anxiété : XANAX® (alprazolam) ou VALIUM® (diazépam)
- ataxies : VALIUM® (diazépam), ZOPHREN® (ondansétrone)
- dépressions PROZAC® (fluoxétine) ou TOFRANIL® (imipramine)
- perturbations émotionnelles : ZOLOFT® (sertraline), TOFRANIL® (imipramine) ou TÉGRÉTOL® (carbamazépine)
- fatigue : PROZAC® ou ZOLOFT®
- incontinence ou urgence fécale : TOFRANIL®
- mouvements incontrôlés des jambes : SINEMET® (carbidopa, lévodopa)
- coma : DÉPAKINE® (valproate de sodium) ou TÉGRÉTOL® (carbamazépine)
- spacité : LIORÉSAL® (baclofène) NEURONTIN® (gabapentine) ou VALIUM® (diazépam)
- rétention urinaire : HYTRINE® (térazosine), etc.
- vertiges : RIVOTRIL® (clonazépam) AGYRAX® (méclozine), PHÉNERGAN® (prométhazine), LARGACTIL® (chlorpromazine).

TRAITEMENTS NON PHARMACOLOGIQUES

Quelques exemples de traitements anti-symptomatiques non pharmacologiques :

Anxiété

Psychothérapie,

Biofeedback (dans certains cas),

Thérapie familiale,

Activité physique régulière,

Enseignement des techniques anti-stress,

Pratiques des différentes techniques de relaxation,

Traitements des dépressions sous-jacentes ou associées.

Œdème de la cheville

Bandage compressif,

Élévation des pieds,

Fixation de poids,

Ligature des extrémités inférieures,

Repos de la tête,

Système d'assistance (déambulateurs ou cannes),

Système de neuro-stimulation.

Syndrome des pieds froids

Port de vêtements chauds,

Éloignement des températures extrêmes.

Difficultés d'apprentissage

Traitement de la dépression,

Support familial,

Adaptation du style de vie.

Constipation

Évitement des médications chimiques susceptibles de favoriser la constipation,

Régime alimentaire riche en fruits, légumes, céréales entières, pain complet, figues, pruneaux, etc.,

Consommation minimale de 2 litres d'eau par jour,

Apprentissage d'un programme de défécation programmée,

Stimulation digitale,

Activité régulière.

Problèmes d'énurésie

Surveillance de l'hypertrophie prostatique,

Test de l'infection urinaire,

Entraînement du fonctionnement vésical avec fixation de l'intervalle entre les mictions,

Limitation de la consommation d'eau à certaines heures, par exemple, avant de se coucher ou avant d'effectuer un voyage,

Thérapie comportementale.

Dépression

Nécessité d'une relation praticien/patient de haute qualité,

Prise en charge et l'information du patient et de sa famille,

Psychothérapie,

Prophylaxie du suicide (coopération intime de la famille, suppression des armes à feu, évitement des hospitalisations forcées).

Dysphagies

Rééducation de la parole,

Prises de repas plus légers et plus nombreux, bouchées plus petites. Prévoir le repas le plus important le matin, lorsque le patient est dans sa meilleure forme,

Consommation de liquides plutôt épais.

Dysfonctionnement érectile

Dispositif érectile par le vide,

Implants péniens,

Thérapie sexuelle,

Stimulations tactile ou orale,

Psychothérapie,

Thérapie comportementale.

Labilité émotionnelle

Éducation du patient et de sa famille,

Psychothérapie,

Relations patient/malade,

Aide des associations des sclérosés en plaques.

Incontinence fécale

Éliminer les infections ou toute autre cause de diarrhées,

Coloscopie exploratrice,

Apprentissage des mouvements de défécation planifiée, à l'aide éventuellement de suppositoires à la glycérine.

Fatigue

Maintien d'une activité et du style de vie antérieur,

Exercice physique régulier,

Cycle veille/sommeil adéquat,

Périodes de repos tout au long de l'activité.

Difficultés de mobilité

Béquilles, déambulatoires, cannes, chaises roulantes, scooters à moteur.

Sensibilité exagérée au chaud

Recherche d'une ambiance fraîche grâce au climatiseur dans les bureaux, sur les lieux de travail, en voiture et au domicile,

Éviter les zones chaudes,

Éviter l'exposition au soleil,

Bien choisir les vêtements selon la saison,

Douches fraîches,

Climatisation corporelle,

Piscine d'eau fraîche,

Programme de vacances et de voyages.

Oscillopsie (sentiment de balancement des objets)

Réfraction corrective fixée par le regard),

Verres à prisme convergents.

Coma

Restriction d'activité : conduite,

Natation, manipulation d'objets lourds, etc.,

Abstention des facteurs déclenchants (bruit, lumière, absence de sommeil, hyperventilation, etc.).

Douleurs

Recherche d'une posture adaptée,

Recherche d'un environnement frais,

Biofeedback,

Traitement de kinésithérapie et d'ostéopathie pour pallier les problèmes musculaires et squelettiques,

Système ambulatoire adapté,

Périodes de repos dans la journée, abandon d'activité physique trop intense,

Stimulation nerveuse transcutanée,

Acupuncture,

Injections locales de lidocaïne.

Flaccidité des membres

Kinésithérapie et activité physique régulières,

Utilisation d'appareillage spécifique d'assistance pour la prévention des contractures,

Hydrothérapie avec pratique de la natation,

Exercices d'étirement,

Recherche et traitements des facteurs déclenchants pouvant aggraver la spasticité comme les escarres, les infections du tractus urinaire, les distensions de la vessie et les ulcères des extrémités des membres inférieurs,

Blocage de l'innervation locale et des centres moteurs,

Stimulation nerveuse répétitive,

Rhizotomie (section des racines nerveuses issues de la moelle épinière),

Myélotomie (section de la moelle épinière longitudinale),

Myotomie (section musculaire) ou ténotomie (section de tendon),

Soins de la peau.

Prévention des pathologies cutanées

Tout est dans la prophylaxie :

Modification de la position dans le lit, dans le fauteuil roulant,

Ajustage de la position latéro-dorsale dans le lit,

Adaptation de la position dans le fauteuil roulant,

Dispositifs anti-escarres dans le lit d'hôpital,

Vérification des émonctoires urinaires et anaux,

Surveillance de la qualité alimentaire,

Exposition des escarres à l'air et à la lumière,

Élimination des vêtements mouillés une ou deux fois par jour.

Vertiges

Gestion des changements de positions,

Exercices de désensibilisation vestibulaire (par des mouvements de rotation de la tête).

Rétention urinaire

Mictions régulées : par exemple, toutes les 4 à 6 heures,

Tests fonctionnels rénaux, contrôles d'urines, mise en culture de l'urine,

Auto-cathétérisation,

Acidification des urines à l'aide de vitamine C,

Repérage des signes primitifs de l'infection urinaire avec mise en route rapide de traitement antibiotique,

Provocation de la miction par stimuli externes visant à la contraction du muscle détrusor.

Fatigue

Aide mécanique (béquilles, cannes, chaises roulantes, fauteuils roulants, orthèses),

Exercice physique passif,

Activité physique active.

*

* *

X.

SCLÉROSE EN PLAQUES ET MÉDECINES NATURELLES

Jusqu'à présent nous avons présenté la conception **allopathique** de la Sclérose en Plaques avec ses thérapeutiques chimiques ou non pharmacologiques destinées à agir sur les **effets** de la maladie et non sur les **causes**. Il s'agit là d'une conception habituelle, courante, qui repose sur la plainte du malade et qui offre des traitements de confort tant pour le praticien que pour le patient. Pour le praticien, en effet, il est beaucoup plus pratique et rapide de prescrire des médicaments que de se lancer dans des investigations généralement difficiles et ingrates sur le mode de vie et les éventuelles et différentes agressions de tous ordres ayant atteint le patient. En naturothérapie, il en va tout autrement. Nous nous intéressons essentiellement à l'étiopathogénie, c'est-à-dire aux **causes** des maladies et à l'étude du mécanisme au moyen duquel ces causes interviennent pour déclencher l'évolution de celles-ci (Garnier-Delamare).

La naturothérapie est une conception qui établit de façon très précise et individuelle un mode de traitement répondant à une double nécessité d'efficacité et d'absence de toxicité.

Elle s'appuie sur trois éléments :

1/ Son mode de traitement "bio-mimétique", qui rend compte dans sa méthodologie de traitement, de la compréhension de la nature et des systèmes de défense et de restructuration de l'organisme. Il s'agit de l'examen des moyens mis en œuvre dans chaque type d'agression pour maîtriser l'homéostasie et pérenniser le fonctionnement optimal de l'ensemble des fonctions vitales.

2/ L'étiothérapie fondée sur le traitement de la cause des maladies, essentiellement différent des autres modes de traitement fondés eux, sur la répression symptomatique.

3/ La conception multifactorielle des origines de la pathologie exigeant de la part des naturothérapeutes une vision synthétique des causes et de solides connaissances dans tous les domaines de la médecine.

Seule la naturothérapie impose à ses adeptes la nécessité de prise en charge globale de l'être humain dans sa structure et son environnement.

Depuis qu'a débuté la préparation de cet ouvrage, de très nombreuses informations sont venues confirmer l'origine environnementale et alimentaire d'un nombre considérable de cas de Scléroses en Plaques.

Le premier chercheur et praticien nous ayant informé de la relation entre les amalgames d'origine dentaire et les maladies auto-immunes dont la Sclérose en Plaques, fut CHALES-de-BEAULIEU et ceci dans les années 60. Il me faut d'abord vous raconter une histoire personnelle qui a véritablement orienté le cours de mes recherches, de mon exercice et de ma vie.

Au tout début de mes études dentaires, je m'étais étonné de ne pas recevoir de réponses à la question fondamentale que je me posais :

"*Comment se fait-il que les amalgames dentaires, que l'on me déconseillait alors fortement de toucher directement avec les doigts (à l'époque nous travaillions sans masque et sans gants !) devenaient inoffensifs dès lors qu'ils étaient placés dans la bouche des patients ?*". Cette question me hantait, je l'ai posée à tous les enseignants de la Faculté dentaire. Les réponses étaient tellement évasives ou illogiques ("*Parce que tu pollues l'amalgame en le touchant avec les doigts*"), alors que ce produit allait être placé dans une cavité buccale avec tous les chocs chimiques et les pollutions qui s'ensuivent, que je décidai, fuyant la "loi du silence" d'aller chercher réponse de l'autre côté du Rhin, auprès de Berthold CHALES-de-BEAULIEU, (descendant de huguenots ayant fui la France après la révocation de l'édit de Nantes en 1685), qui étudiait et qui professait en tant que Homéopathe et *Heilpraktiker*. Beaucoup plus tard, un autre allemand participa à mes recherches sur le mercure et sa chélation, le docteur DAUNDERER de MUNICH.

Trois chercheurs nous ont permis de fonder une opinion et établir un plan thérapeutique propre à la Sclérose en Plaques, il s'agit du docteur KOUSMINE, du Professeur LAUTIER et du docteur SEIGNALET.

A/ Le docteur Catherine KOUSMINE

était née en 1904. Elle fit toutes ses humanités à LAUSANNE et obtint son baccalauréat scientifique en 1922, dans la section mathématiques spéciales. En 1928, elle obtient son diplôme de Docteur en médecine avec le titre de "lauréate de la Faculté de médecine de LAUSANNE". Elle entreprit alors une longue carrière de recherche et d'exercice de la médecine à laquelle elle s'efforça d'appliquer la logique mathématique. Elle s'efforça ainsi de comprendre de mieux en mieux la nature et les causes des maladies dégénératives frappant l'être humain et s'efforça d'appliquer les acquisitions de la biologie aux traitements de ses malades. L'un de ses ouvrages, édité chez Delachaux et Niestle, s'intitule *La Sclérose en plaques est guérissable*.

Elle définit la Sclérose en Plaques comme : "*une affection caractérisée par l'apparition dans les centres nerveux de petites plaques cicatricielles disséminées au hasard*". Au plan clinique, la maladie est caractérisée par des déficiences nerveuses, qu'elle relie à la localisation des plaques pouvant se situer dans le cerveau, le cervelet, le bulbe ou la moelle épinière. Parmi les symptômes les plus fréquents :

– Paralysies diverses (généralement spastiques),
– Tremblements lors des mouvements intentionnels,
– Pertes d'équilibre,
– Démarche ressemblant à celle de l'ébriété,
– Lésions du nerf optique avec baisse de la vue,
– Nystagmus.

Pour le docteur KOUSMINE, ce qui caractérise la Sclérose en Plaques c'est bien son évolution capricieuse. Elle distingue deux formes principales :

– la **première** est caractérisée par des **poussées** se produisant à intervalles plus ou moins espacés. À l'origine elles sont relativement espacées et entre deux poussées les manifestations nerveuses peuvent s'estomper voire s'effacer totalement, en quelques jours ou quelques semaines. Elles se rapprochent ensuite tandis que les manifestations nerveuses ne disparaissent plus complètement d'une crise à l'autre. Les perturbations s'additionnent les unes aux autres, ce qui entraîne une dégradation de l'état général de plus en plus importante au cours des années.

– la **seconde**, où l'on observe des manifestations discrètes au début s'aggravant progressivement et inévitablement.

Sans traitement adéquat, ces deux catégories de Sclérose en Plaques vont déboucher de façon plus ou moins rapide sur un état d'infirmité voire d'invalidité. Généralement, la durée de vie n'est que peu modifiée.

Pour la littérature médicale conventionnelle, la Sclérose en Plaques est une maladie aux origines inconnues, peut-être auto-immune (tant l'évolution et les symptômes sont imprévisibles et pour lesquels il n'existe aucun traitement causal). Pour le docteur KOUSMINE, des solutions existent. Comme la Polyarthrite chronique évolutive (PCE), le Cancer ou d'autres pathologies, la Sclérose en Plaques est bien une maladie dégénérative dont la fréquence augmente sans cesse.

Il faut en chercher la cause au niveau de l'intestin qui fait bien partie de notre environnement puisque les substances qui s'y trouvent ne sont pas situées à l'intérieur de l'organisme. Ce dernier est en relation particulièrement intime avec le contenu intestinal, qui, en cas de perturbations, présente des micro-organismes et des substances nocives capables de franchir les parois et d'envahir l'organisme. Depuis un siècle et demi, les populations des pays techniquement évolués n'ont cessé de modifier profondément leurs habitudes alimentaires, ingérant des aliments de plus en plus raffinés et profondément carencés en vitamines, oligoéléments et autres catalyseurs nécessaires au maintien de la santé. Il s'agit en particulier des conserves et d'autres types de conservation.

Pour KOUSMINE, la Seconde Guerre mondiale a vu des modifications profondes dans la préparation des huiles végétales qui furent chauffées de 160 à 200°c, pour augmenter le rendement des graines oléagineuses. Dès lors les acides gras polyinsaturés essentiels qu'elles contenaient (acides linoléïque et linolénique, entre autres), furent modifiés. Avec la chaleur, ces acides sont passés d'une forme biologiquement active à une forme inactive. Dans la Sclérose en Plaques c'est la substance blanche de la gaine de myéline des nerfs, du cerveau et de la moelle épinière, qui est atteinte et qui, en cas d'absence d'acides gras polyinsaturés d'origine alimentaire, ne peut se reconstituer.

Le docteur KOUSMINE met l'accent sur l'abus de la consommation de viande, contenant une grande quantité de graisses et consommée jusqu'à trois fois par jour. Les graisses animales sont elles aussi consommées en quantité excessive, principalement en ce qui concerne le beurre, contenant de l'acide butyrique, qui est un perméabilisant intestinal. Quant aux graisses végétales, issues d'huiles traitées à chaud au contact de nickel et d'hydrogène, elles deviennent complètement indigestes parce qu'étrangères au "programme" d'assimilation des aliments naturels.

Certaines pathologies vont évoluer parallèlement à cette modification des mœurs alimentaires. Le taux de cancers, qui était au début du XXe siècle à 4 %, est passé à 25 % à la fin du siècle, tandis que la Sclérose en Plaques et les Polyarthrites suivaient une progression parallèle. Le nombre de sclérosés en plaques est estimé dans les années 1980 à 5 000 en Suisse, 50 000 en France et environ 200 000 aux États-Unis. Il est, à l'heure actuelle de 200 000 pour la France.

Ces erreurs alimentaires entraînent deux conséquences :

– 1/ Des perturbations intestinales chroniques se manifestant, soit par des constipations, soit par des diarrhées, soit encore par des spasmes intestinaux (alternance des deux). On constate alors l'apparition anormale de gaz avec généralement une langue plus ou moins chargée, possédant une coloration bien particulière de "serpillière", témoin d'une flore intestinale en mauvais état. Alors que les selles humaines normales ne possèdent pratiquement pas d'odeur, en cas de perturbations intestinales, celles-ci deviennent très nauséabondes.

– 2/ La paroi intestinale est revêtue d'une muqueuse très fine possédant une seule couche de cellules se renouvelant toutes les 24 heures. La surface déployée atteint plus de 40 m^2. En cas d'alimentation incorrecte, la paroi intestinale possède des défauts et devient perméable. En cas de fonctionnement régulier, chez le sujet sain, les substances toxiques, microbes et virus, peuvent franchir la paroi intestinale, mais le flux sanguin par l'intermédiaire du système "porte" va entraîner le sang vers les capillaires du foie, qui le détoxiquera et le filtrera. Le système lymphatique possède lui aussi un pouvoir de filtration permettant d'éliminer les déchets en provenance de l'intestin. Chez le sujet de santé précaire, ces deux systèmes de filtration vont connaître un affaiblissement parfois catastrophique !

Le docteur Catherine KOUSMINE estime que d'après son expérience de 25 années, la Sclérose en Plaques est la conséquence d'une intoxication trouvant son origine dans l'intestin et due à divers agents chimiques viraux ou bactériens. Cette intoxication est si importante qu'elle ne peut plus être annihilée par les mécanismes de défense normaux, aussi bien dans la Sclérose en Plaques évoluant par poussées, expliquant ainsi les épisodes successifs de la maladie, soit dès le départ, de façon persistante, entraînant l'évolution d'emblée progressive la Sclérose en Plaques.

Les traitements proposés par la médecine officielle, intervenant après l'arrivée des substances nocives dans le système nerveux, ne peuvent que limiter les réactions inflammatoires et donc n'avoir un effet qu'anti-symptomatique et palliatif.

Quel est le traitement proposé par le docteur KOUSMINE ?

Il se situe à deux niveaux :

- Éviter la formation des substances nocives dans l'intestin.
- Éviter leur pénétration dans l'organisme.

Il faut donc tarir la source de l'intoxication intestinale, puis envisager la réparation de l'intestin. Le malade, pendant 8 à 15 jours, procèdera le soir à un lavement évacuateur à la camomille. Dans l'intestin vidé par le litre et demi de lavement, il introduira, grâce à une poire à lavement de bébé, 4 cuillerées à soupe d'huile de tournesol (huile vierge pressée à froid) tiédie préalablement. L'huile de tournesol est bactéricide grâce aux 50 % d'acide gras polyinsaturé biologiquement actif qu'elle contient. De plus elle sera facilement résorbée et permettra de corriger la carence en vitamine C, se traduisant par une sécheresse anormale de la peau et parfois une grande soif. Elle corrigera les problèmes dermiques sous forme de desquamation et de dégénérescence du type farineux, qui touche principalement les membres inférieurs où elle peut devenir dure comme du cuir.

Pendant une durée de 2 à 3 jours, le docteur KOUSMINE conseillait à ses patients de rapidement modifier la flore bactérienne intestinale et d'éliminer les phénomènes de putréfaction en se nourrissant exclusivement d'une petite quantité de fruits crus. L'opération est réalisée quand les selles perdent leur odeur putride.

Par la suite, il convient pendant une période de 2 à 3 mois, de supprimer la viande, le poisson et la volaille. C'est en effet à partir des résidus de ces aliments que se forment les matières toxiques qui devront être éliminés. Par la suite le patient saura régler son alimentation de façon à ce que les phénomènes de putréfaction ne se reproduisent plus, car ils seraient dangereux pour lui. Il faudra ensuite combler les carences alimentaires, en observant une alimentation normale, c'est-à-dire en se nourrissant de la nourriture saine qu'était celle des populations rurales au siècle dernier. Pour le docteur KOUSMINE, il est indispensable de supprimer immédiatement les poisons nerveux, tels que l'alcool, le tabac, les médicaments chimiques.

Régime recommandé par le docteur KOUSMINE

Les règles générales sont les suivantes :

- ne pas consommer d'œuf cuisiné (soufflé au fromage, omelette au lard, cakes, etc.),
- pas de graisse (beurre compris),
- pas d'alcool,
- pas de chocolat,
- lait écrémé à discrétion,
- peu de sel.

Corps gras indispensable : une cuillerée à soupe par 24 heures d'huile vierge pressée à froid, à consommer crue avec des aliments :

- tournesol,
- lin,
- germes de blé.

Les récipients doivent être conservés au réfrigérateur après leur ouverture.

Schéma alimentaire :

Petit-déjeuner

- thé léger plus crème BUDWIG,
- 2 cuillerées à café d'huile de lin,
- 4 cuillerées à café de "serré" maigre battu en crème (le serré est un fromage blanc obtenu avec du lait écrémé),
- jus d'un demi-citron,
- une banane mûre bien écrasée (ou une cuillerée à café de miel),
- une cuillerée à café de graines oléagineuses : lin ou tournesol, amandes, sésame, noisettes, noix... (fraîchement moulues),
- 2 cuillerées à café de céréales complètes, crues et fraîchement moulues (orge, riz complet, sarrasin, gruau d'avoine).

Déjeuner

- foie,
- viande et poisson maigres,
- fromages (préférence fromage blanc, type "serré"),
- fruits et légumes, crus ou cuits,
- céréales complètes, en potages ou plats (fraîchement moulues), entières ou concassées (pilpil, blé, seigle, orge, millet, sarrasin, avoine, maïs, riz complet).

Dîner

Repas léger sur le même schéma, mais en enlevant la viande.

NB :

- Le pain complet,
- l'avoine,
- le miel,
- les pruneaux,
- le jus d'orange,
- les pommes cuites,
- le jus de raisin,
- et le sucre,

  peuvent entraîner des fermentations et en relâcher les intestins (risque de diarrhées).
- Le pain rassis,
- le riz,

- les bananes,
- les pommes crues,
- les myrtilles,
- les coings,
- les carottes,

ont plutôt tendance à resserrer et à constiper.

- Les choux-fleurs,
- les concombres,
- les choux,
- les raves,
- le fenouil,
- les endives,
- le céleri,
- les asperges,
- les radis,
- les tomates,

peuvent être consommés crus et en salade.

Les carottes râpées constituent avec les pommes un mélange succulent.

S'ils ont un goût fort, les légumes seront mélangés à la sauce de la salade 1 heure à l'avance.

Le docteur Catherine KOUSMINE prescrivait à ses patients de nombreux médicaments destinés à remédier aux carences alimentaires. Il s'agissait de :

- vitamines B1, B2,
- vitamine C,
- bromure de potassium,
- cystéine,
- complexe vitaminique B,
- chlorure de magnésium,
- vitamines de synthèse A et E,
- complexes vitaminiques B1, B6, B12, en oral ou intramusculaire,
- phospholipides cérébraux considérés comme des réparateurs du système nerveux,
- citrate alcalin,
- vitamine D et calcium,
- saccharate de fer...

Le docteur KOUSMINE, ayant obtenu des résultats satisfaisants, donnait dans cet ouvrage une définition du terme de" guérison". Pour elle la Sclérose en Plaques étant une maladie chronique progressive et invalidante, elle appelle "guérison" non seulement le retour au stade zéro, avec l'éradication de tous les symptômes neurologiques, mais réellement l'état de stabilisation du malade avec absence d'aggravation pendant plusieurs années d'observation. Elle indique que lorsque les lésions initialement inflammatoires, ont évolué en cicatrices, on ne peut plus espérer une reprise fonctionnelle du malade.

Cependant l'expérience et l'observation lui ont prouvé qu'une récupération des fonctions perdues reste encore possible longtemps chez certains malades et que le système nerveux central, quoique gravement détérioré, peut encore évolué favorablement lorsqu'il est placé dans des conditions nutritionnelles de bonne qualité. Dans les formes évoluant par poussées, ces dernières s'atténuent puis s'espacent pour disparaître complètement, contrairement à la progression morbide normale en l'absence de traitement complètement naturel. Au moment de la poussée, le patient doit procéder à un lavement et ne se nourrir que d'aliments crus en petites quantités. Le lavement et le jeûne suffisent souvent pour éliminer toutes menaces de rechute. Dans la forme progressive, l'effet du traitement se manifeste dès le troisième mois. L'aggravation est remplacée par une restauration des fonctions perdues.

Problèmes des rechutes

Pour le docteur KOUSMINE, la rechute ne survient pas de façon imprévisible comme affirmée de façon classique en allopathie. Pour elle, elle est parfaitement prévisible car provoquée par :

– le retour à une nourriture carencée

On cite alors le cas d'un jeune homme, qui après plusieurs mois d'un grand mieux, et se croyant débarrassé, prit trois semaines de vacances dans une petite pension, où il commit des excès, abandonna le régime alimentaire de santé, et connut une rechute de sa maladie, après ses vacances.

Le docteur KOUSMINE cite alors le cas d'un de ses patients, admis dans une clinique "spécialisée dans le traitement de Sclérose en

Plaques" où comme, d'habitude l'alimentation n'a aucune importance, et connut elle aussi une rechute.

– par excès d'activité

Un homme jeune et qui paraissait guéri, réalisa une randonnée en montagne sans aucun entraînement. Il couvrait une montée de 800 m par un sentier difficile et en pleine chaleur du mois d'août. Il rechuta dès le lendemain.

Un autre exemple nous est révélé :

Une femme jeune (S.E.P. stabilisée depuis plusieurs années) assumait des tâches complexes : son ménage, son enfant, son jardin, la gestion d'une construction, un déménagement et l'aménagement d'une nouvelle maison. En fin de compte, elle connut une nouvelle poussée de sa Sclérose en Plaques. Elle fut stabilisée par la restriction des activités entreprises.

Le docteur KOUSMINE cite le cas d'une patiente, stabilisée depuis 10 ans qui connut une rechute après le décès de son fils, par consommation excessive d'héroïne.

Les conflits professionnels ou familiaux, les deuils, les divorces peuvent être à l'origine d'une réapparition de la maladie, commençant de toute façon, au niveau intestinal. Il suffit pour le contrôler d'examiner la langue qui alors qu'elle est humide et rose, quand la santé est au mieux, devient chargée et épaisse et couleur beige.

À la fin de son ouvrage, le docteur Catherine KOUSMINE, cite les travaux de D. SEIDEL, publiés en 1982. Elle en reprend différents éléments.

1/ Nutrition et éléments géographiques

La Sclérose en Plaques est beaucoup plus répandue dans les pays industrialisés, les zones tempérées que dans les pays des zones tropicales. Il s'agit de l'Australie, des États-Unis, de l'Europe, de l'Afrique du Sud sauf le Bassin méditerranéen. Dans les pays des zones tempérées, Bassin méditerranéen excepté, on consomme beaucoup de graisses animales, tandis que dans les seconds on consomme plutôt des huiles végétales. La corrélation entre ces différents types alimentaires et la Sclérose en Plaques est à l'origine de nombreux travaux. La différence fondamentale entre les graisses animales et les huiles végétales est la concentration en acides gras polyinsaturés que l'on trouve surtout dans ces dernières.

2/ La structure chimique du cerveau serait indépendante de l'apport nutritionnel

Des études ont prouvé que la teneur du système nerveux central de l'adulte en lipides dérivés de la vitamine F n'est pas influencée par l'apport nutritionnel. Le système nerveux central de personnes décédées de la Sclérose en Plaques ne présente pas de carence des lipides précités. Le délai de renouvellement de ces éléments dans le système nerveux central appelé "turn over" est si long que le cerveau semblerait pouvoir vivre par lui-même grâce à la récupération de ces substances précieuses dans des structures cellulaires plus âgées. Dans les travaux de SEIDEL, cités par le Docteur KOUSMINE, on peut lire que : « les huiles riches en acides gras polyinsaturés doivent être administrés en l'absence totale d'autres corps gras additionnels ». Le Docteur KOUSMINE note que d'autres études ont prouvé le bénéfice de la vitamine F dans l'évolution de la Sclérose en Plaques, sans parvenir à un bilan aussi intéressant que le sien. Ces études n'indiquent pas la nécessité d'huiles pressées à froid comme source unique de vitamine F, en excluant tout autre corps gras, plus ou moins enrichi en huile. Certains auteurs considèreraient même les corps gras modifiés par traitement industriel, comme anti-métabolites. Les expérimentations animales ont prouvé que pour éliminer une carence dans les consommations d'huiles extraites à chaud, il faut une plus grande quantité de vitamines biologiquement actives qu'en l'absence de ces mêmes graisses.

Relation entre la Sclérose en Plaques en tant que maladie auto-immune et la fonction d'immuno-régulation propre à la vitamine F

Des chercheurs ont prouvé qu'en cas de Sclérose en Plaques, l'organisme considère le tissu nerveux atteint par les toxiques, comme un corps étranger devant être détruit. Ces phénomènes immunologiques pathologiques sont nommés "auto-immuns". Cette réflexion, qui a amené l'usage de traitements immunosuppresseurs comme dans les cas de greffes d'organes. Les succès obtenus par cette thérapeutique sont limités et non dénués de danger. Les acides linoléïque et linolénique peuvent tout à fait être utilisés comme immunorégulateurs et immuno-suppresseurs lors de phénomènes immunitaires pathologiques. Des expérimentations ont été réalisées chez le rat. Ce bénéfice est obtenu à partir de la vitamine F grâce à l'effet des prostaglandines secrétées par l'organisme. La seule source possible d'alimentation riche en vitamine F est évidemment d'origine alimentaire. Le docteur KOUSMINE considère qu'il est largement préférable de faire appel à des substances alimentaires naturelles, plutôt qu'à des produits chimiques.

Des travaux de SEIDEL il ressort que : le besoin en vitamine F d'un tissu est dépendant du "turn-over".

Le docteur KOUSMINE considère que le besoin des tissus en vitamine F est corrélé à la vitesse de son renouvellement ou "turn-over". En cas de carence alimentaire en vitamine F, le cerveau ne pâtira pas trop si le "turn-over" est très long. Cependant étant donné que le turn-over est particulièrement bref sur la muqueuse intestinale, la carence en vitamine F peut avoir des effets désastreux à ce niveau et participer à l'apparition de maladies dégénératives dont la Sclérose en Plaques. Au niveau de la peau, les conséquences de la pénurie de la vitamine F sont plus lentes qu'au niveau intestinal. On observera cependant des lésions bien connues (desquamation, perte d'élasticité, sécheresse) qui seront grandement améliorées après 6 à 8 semaines d'alimentation suffisamment riche en vitamine F. Les travaux dont il est question insistent sur les besoins en vitamine F des malades atteints de Sclérose en Plaques et insistent sur le besoin vitaminique dans toutes les catégories.

Le docteur KOUSMINE constate que, comme elle, SEIDEL recommande dans les cas de Sclérose en Plaques un apport d'environ 20 g d'acide linoléïque et ce, chaque jour. Des travaux effectués sur l'animal constatent qu'il s'agit, en tenant compte du poids de l'animal, de la dose nécessaire à l'obtention d'un effet immunosuppresseur. Pour favoriser la potentialisation de l'effet immunorégulateur de la vitamine F certains auteurs, à l'instar du docteur KOUSMINE, préconisent l'absorption de zinc, de vitamine C et de vitamine B6. L'acide linolénique comme celui de l'huile de lin, utilisé pour confectionner la Crème BUDWIG, chère au docteur KOUSMINE, est 3 fois supérieur à celui de l'acide linéoléïque. Les travaux de D. SEIDEL confirment donc ceux du docteur KOUSMINE.

Les recherches du docteur KOUSMINE montrent qu'il est possible d'influencer favorablement le cours de la Sclérose en Plaques en agissant sur ce que nous appelons en naturothérapie la CMTLH c'est-à-dire la Chimique, Métabolique, Toxo-Lymphémie, d'origine chimique et métabolique. Les points de divergence portent sur les prescriptions, du docteur KOUSMINE : vitamines synthétiques et certains produits chimiques. Par ailleurs, la Crème BUDWIG nous est apparue comme un ensemble sur-indigeste, contraire à tous les principes de compatibilité alimentaire.

B) Le professeur Raymond LAUTIER

Dans le fichier encyclopédique d'orthobiologie édité par "Vie et Action", (présidé par André PASSEBECQ), le Professeur Raymond LAUTIER, docteur es-sciences, professeur d'oncologie physique (cancérologie physique) propose des traitements destinés à intervenir sur l'origine de la maladie et non pas sur ses symptômes. Pour lui il faut procéder de la façon suivante :

1/ Établissement d'un plan de traitement

Il importe de dresser le plan général d'un combat long et patient, que la personne applique de la façon la plus stricte, en tenant compte de la gravité de son état, de son capital génétique, de ses allergies, de ses capacités digestives, etc. Chaque malade, d'après LAUTIER, fait sa propre SEP.

Il est fondamental que le malade garde un moral d'acier et qu'il veuille s'en sortir. Il faut l'entourer d'affection et le traiter comme une personne utile, valable et surtout guérissable. On tente de chasser chez lui les pensées négatives et les idées noires, d'agrémenter son environnement, d'améliorer son psychisme et de promouvoir une détente psychique la plus profonde possible. Une activité physique est indispensable à condition qu'elle soit contrôlée par un spécialiste. Si le malade ne marche pas, par exemple, la position dans le fauteuil roulant doit être convenable. L'angle formé entre le dossier et le siège doit être le plus droit possible. On peut utiliser un petit coussin lombaire et l'on doit éviter de disposer un coussin sous les fesses. Les cuisses doivent être horizontales, tandis que les jambes sont à peu près verticales et les pieds disposés bien à plat. Ceci est destiné à supprimer la pression sur le tube digestif et la vessie. En position de décubitus on ne doit pas rester trop longtemps sur le dos mais veiller à alterner le côté sur lequel on doit s'allonger. La position de décubitus dorsal peut effectivement favoriser la spasticité. On doit s'asseoir les fesses bien calées contre le fond du siège, les reins peuvent toucher le dossier et les talons le sol. Les cuisses sont soutenues, tandis que les avant-bras et les mains sont confortablement appuyés sur les accoudoirs et la tête contre le dossier.

D'après le Professeur LAUTIER, les nerfs sont particulièrement avides d'oxygène activé. Il est important que le patient vive le plus possible dans un air pur et pauvre en gaz carbonique, avivé par les rayons de soleil et les parfums des plantes. Il est important pour lui de fuir la fumée des usines, le tabac, les gaz de combustion, les poussières d'amiante et de silice.

Il faut fuir à tout prix l'air conditionné, parce que confiné, stagnant et trop sec. Il est important de respirer une atmosphère riche en oxygène favorisé par les arômes des forêts et le soleil. Les générateurs d'ions négatifs ne libérant pas d'ozone sont recommandés de même que les humidificateurs de bonne qualité, élevant l'humidité de l'air ambiante à 50 %. Par contre, il faut éviter les habitations humides.

Le Professeur LAUTIER recommande des exercices respiratoires pour inhaler un air de bonne qualité, en s'aidant au besoin d'un spiromètre. Pour lui, la respiration est fondamentale pour bien traiter la Sclérose en Plaques. Il recommande aussi des bains d'avant-bras dans une eau à 40° dans laquelle on ajoutera une décoction d'aiguilles de pin ou d'eucalyptus. Ces bains d'avant-bras seront réalisés pendant au moins 1/4 d'heure tous les soirs, particulièrement en hiver.

Le Professeur LAUTIER remarque que le nombre 18, souvent cité par Pythagore est un chiffre avant tout physiologique : le cerveau ne peut analyser les images qu'avant le seuil de 18 images par seconde ; l'audition minimale se situe à 18 hertz/seconde ; la sensibilité épidermique est inférieure à 18 piqûres par seconde ; le rythme cardiaque moyen est de 4 x 18 battements par minute, etc. Pour ce qui est du diaphragme, ce muscle "rond" qui sépare le thorax de l'abdomen, il est indispensable qu'il soit entraîné pour éliminer les stases sanguines au niveau du foie et de la rate. Le rythme du diaphragme est de 18 par minute, ce qui lui permet de "masser" convenablement le cœur.

Pour le Professeur LAUTIER, le foie "engorgé", cause d'une stase sanguine, peut gêner le rythme diaphragmatique. Trois thérapeutiques naturelles co-existent :

– un régime alimentaire approprié,
– des infusions de :
    – mélisse,
    – noyer,
    – saponaire,
    – véronique officinale,
    – feuilles d'artichauts,
    – arbousier,
    – carline,
– la fameuse bouillotte de nos grands-mères appliquée bien chaude dans la zone hépatique de préférence au coucher.

Le Professeur LAUTIER donne des conseils de rythme de vie en fonction de sa maladie et de son évolution. Il nous révèle, par exemple, que l'on peut assurer une bonne respiration simplement par la méthode du "Rocking" en usage dans la marine anglaise et mise au point par le docteur Franck EVE pour intervenir efficacement dans les cas d'asphyxie. Le malade est couché à plat ventre, la tête dépassant de la planche et n'étant pas soutenue. Lors de l'expiration, les intestins refoulent le diaphragme, la tête étant située en bas. Ils reprennent leur position initiale dans la position haute de la tête correspondant à l'inspiration. Le "Rocking" ou "balancement" améliore la ventilation dans les centres nerveux par une accélération du flux sanguin. L'opération, lorsque le patient est correctement placé sur sa planche, n'est pas fatigante et peut remplacer éventuellement ce que l'on appelait autrefois "le poumon d'acier".

Des exercices respiratoires pratiqués régulièrement facilitent la circulation du sang et l'enrichissent en oxyhémoglobine. Il faut ensuite que l'oxygène soit rapidement envoyé vers la lymphe à travers une couche cellulaire qui développée représente une surface d'environ 6 500 m^2. Ceci explique le besoin d'exercices non fatigants et appropriés à l'état du malade. Des frictions d'eau activant l'épiderme sont également nécessaires, permettant ainsi à l'épiderme de remplir ses fonctions de reins et de poumons secondaires. La capillarothérapie ainsi obtenue peut être complétée par des bains chauds (38,5 °) pendant une durée variable selon chaque malade, et se situant généralement autour de 5 mn. Dans l'eau du bain on disposera une préparation de fleurs et de feuilles de Lavande ou de Serpolet ou bien on y introduira du bicarbonate de sodium avec des essences de Lavande, de Thym, de Romarin (on pourra également utiliser un solvant d'huiles essentielles végétales : le Solubol des Laboratoires Phyto-Sun'arom). En cas d'impossibilité de prendre un bain, le Professeur LAUTIER conseille de simples pédiluves avec la même décoction. D'une façon générale, il faudra garder la tête froide et les pieds chauds en les massant souvent, surtout en hiver.

Le Professeur LAUTIER recommande de dormir dans un lit confortable, situé dans une vaste pièce, éclairée par le soleil, dans laquelle on pourra libérer des essences de Pin et de Lavande et où les bruits ne dépassent pas 20 décibels. Il recommande un générateur d'ions négatifs, libérant des ions d'oxygène. Il faut que la chambre soit moyennement fraîche et son atmosphère pauvre en gaz carbonique. Il est conseillé de rechercher le vrai sommeil (sans médicament) car son insuffisance est génératrice de ptomaïnes, toxiques nerveux et par là favorables à la progression de la Sclérose en Plaques.

L'auteur conseille de se laisser bercer par les musiques douces, alors que les musiques violentes et rythmées sont agressives pour le système nerveux.

Le repas du soir doit être léger et peut être suivi de l'ingestion d'une infusion de grande Camomille (20 g par litre), de Laurier d'Apollon (15 g par litre, laisser infuser 15 mn), d'Aubépine (30 g par litre, à infuser 10 mn), ou d'Oranger doux (20 g d'un mélange de fleurs et de feuilles par litre, à laisser infuser 10 mn).

Le Professeur LAUTIER continue : « *Le malade qui s'active sans fatigue, par des occupations variées et peu contraignantes, qui s'efforce de collaborer au progrès de la société, suit un régime alimentaire adapté à son tempérament et aux besoins de son corps handicapé.* » Il conseille de faire appel à des nourritures saines et variées et pauvres en purine. Il hydrolyse alors naturellement les nucléoalbumines éliminées sous la forme de guanine, d'acide urique, de caféine, de xanthine, de théophylline, etc.

Le rein ne peut éliminer ses neurotoxiques que jusqu'à 0,8 g de purine par jour. On s'efforcera d'observer un régime qui ne constipe pas, car la stagne intestinale libère des toxiques nerveux. Pour éviter un ralentissement du transit, on se trouvera bien de boire le matin au lever, une solution de chlorure de magnésium (100 cl à 5 g) ou un complexe de sulfate de sodium et de sulfate de magnésium ou une infusion de Serpolet (10 g/litre, laisser infuser 10 mn) ou une infusion de Roses blanches (50 g/litre, laisser infuser 10 mn).

Divers chercheurs ont établi des régimes spéciaux, plus ou moins efficaces : le docteur CRAWFORD, régime riche en acides gras insaturés et en viande maigre ; le docteur ZWANK avec un régime pauvre en œufs, en graisses et en produits laitiers, ou encore celui de Rita GREEN, dépourvu de produits laitiers, de bananes et de viandes.

Les théories ayant présidé à l'établissement de ces régimes, sont souvent contradictoires et le Professeur LAUTIER recommande de suivre un régime sans monotonie fait de mets légers et faciles à digérer afin d'éviter la constipation, un régime qui ne fatigue pas les émonctoires et qui nourrit parfaitement le système nerveux central.

Le Professeur LAUTIER conseille de ne pas oublier l'épiderme qu'il considère comme une enveloppe active, chargée de protéger l'organisme des germes environnants, grâce à ses productions acides et au potentiel électrique. La peau respire, élimine par la transpiration de l'acide urique, de l'urée grâce aux pores situés sur sa surface (en moyenne, de 1/7 à 2/6 au m^2). Elle a un rôle tactile, et possède des capteurs qui informent le système nerveux central des modifications du monde environnant. Elle irradie de la chaleur et de l'électricité statique. Il faut donc la maintenir propre et utiliser des savons acides, à pH inférieur à 6,5. Elle a besoin d'être vivifiée par la lumière et l'atmosphère saines, d'être dynamisée par les frictions et maintenue en bonne santé en évitant les tissus synthétiques et les vêtements serrés.

Le malade atteint de Sclérose en Plaques encore plus que l'être humain en bonne santé a besoin de l'indispensable aliment nerveux qu'est le magnésium ainsi que de noyaux pyrroliques (le pyrrole se retrouve dans de nombreux produits naturels, pigments biliaires, chlorophylle, etc *Grand Larousse* en 5 volumes, édition de 1990) et de fer indispensable pour la synthèse de l'hémoglobine. On veillera à consommer des acides gras insaturés qui favoriseront la synthèse de la myéline, précieuse au cours de cette maladie classée dans les maladies à démyélinisation. Enfin le régime sera riche en l'ensemble des vitamines aussi bien celles du groupe D que A, B, C, E, F ou K.

Le Professeur LAUTIER recommande d'éviter les nourritures contenant des additifs chimiques ou des nitrites à l'origine de nitrosamine toxique. Il faudra éviter le chocolat, les sauces, les viandes faisandées. On rejettera les nourritures riches en purine comme les nervins (café, thé) ou les abats (ris de veau, foie). On pourra consommer des viandes rouges grillées, assaisonnées de persil et de sauge, mais on leur préfèrera les poissons maigres cuits au court-bouillon. Les lipides des poissons en effet, évitent les maladies cardiovasculaires et abaissent le taux de cholestérol. On se trouvera bien de consommer de l'huile de foie de morue.

Il est conseillé de ne pas consommer d'alcool (vin, bière, apéritif, digestif) car celui-ci possède des propriétés d'affaiblissement et d'irritation des nerfs. Pour les "accrocs" du vin, on pourra tolérer un seul verre de vin rouge de bonne qualité, titrant moins de 12°, et consommé exclusivement au cours du déjeuner.

On supprimera le beurre cuit, les graisses animales, les fritures, les œufs crus.

La conclusion du Professeur LAUTIER dans les Éditions "Vie et Action" est la suivante : « L'hygiène générale dans la lutte contre la Sclérose en Plaques met en jeu plusieurs facteurs, aussi importants, aussi nécessaires les uns que les autres, mais qui reste dans la ligne stricte de diététique fondamentale. » Le spécialiste cisèlera soigneusement un régime alimentaire approprié au tempérament, à l'âge, à la vitalité de l'individu, en partant d'un régime de base nécessaire à la santé de tous.

Le malade atteint de Sclérose en Plaques a tendance à s'hyposphyxier par manque d'exercice physique, alors que les neurones ont un grand besoin d'oxygène. La respiration prend alors toute son importance. Elle nécessitera une atmosphère très saine, à niveau d'humidité (hygrométrie corrélée à la température et dynamisée par des arômes végétaux).

L'activité physique, un rythme équilibré veille/sommeil et une ambiance calme sont indispensables.

Le Professeur LAUTIER recommande de consommer des crudités fraîches, largement pourvues en chlorophylle, riches en acides aminés essentiels, en phospholipides indispensables à la bonne santé des neurones et en vitamines A, B, D, E, F, K, sans oublier la vitamine C indispensable dans toutes les maladies nerveuses. La cure de magnésium est nécessaire parce qu'elle accélère le tonus musculaire et facilite l'action des leucocytes. Dans la Sclérose en Plaques de grandes données diététiques sont indispensables mais encore insuffisantes : les acides gras polyinsaturés et l'aromathérapie sont nécessaires à la réparation ou la reconstitution de la gaine de myéline des nerfs (gaine de SCHWANN). Chaque fois que possible, la phytothérapie ou l'aromathérapie seront utilisées.

C) Le docteur SEIGNALET

Le troisième auteur entrant parfaitement dans le concept médical de la naturothérapie est bien le docteur SEIGNALET, auteur de *L'Alimentation ou la troisième médecine*, porte en exergue la déclaration suivante : « Il est habituel d'opposer la médecine traditionnelle et les médecines douces. Mais il existe une troisième voie, souvent et profondément efficace représentée par une alimentation bien choisie ». Concernant la Sclérose en Plaques, le docteur SEIGNALET expose un véritable balayage multifactoriel destiné à comprendre l'origine de la maladie. Il revient sur la démyélinisation, c'est-à-dire la destruction de la myéline et de la substance blanche au niveau du cerveau et du tronc cérébral.

À l'issue de la poussée de la Sclérose en Plaques, les parties atteintes sont envahies par deux substances, les oligodendrocytes et les astrocytes dont l'un est à l'origine d'une remyélinisation partielle, tandis que l'autre est à l'origine de la fibrocicatrice opposée à la remyélinisation. Le vrai problème est bien de comprendre le processus de la démyélinisation. Dix éléments sont à prendre en compte.

1/ Pour SEIGNALET, la SEP résulte d'une : « Réponse immunitaire et inflammatoire dirigée contre certaines structures du système nerveux. » Il semblerait effectivement que la réaction immunitaire soit primaire tandis que le phénomène inflammatoire interviendrait secondairement.

2/ La Sclérose en Plaques est bien une pathologie multifactorielle intervenant de façon beaucoup plus fréquente chez les sujets présentant des gènes de susceptibilité, ne représentant pas un risque absolu pour le malade. D'autres facteurs sont nécessaires pour l'apparition de la maladie.

3/ Il existe un gène de susceptibilité appelé HLA-DR, qui est trois fois plus fréquent chez les malades atteints de Sclérose en Plaques que dans une population normale.

4/ Étant donné que la maladie concerne 2 femmes pour 1 homme, on peut estimer que le deuxième gène de susceptibilité est corrélé au sexe. La maladie intervenant préférentiellement pendant la troisième décennie de la vie, elle serait favorisée par les œstrogènes.

5/ Une carence héréditaire de l'activité de la glutathion peroxydase pourrait être le troisième gène de susceptibilité. Il se trouve que cet enzyme a une action fondamentale dans la protection anti-radicaux libres.

6/ Pour le docteur SEIGNALET on peut exclure, parmi les agents de l'environnement l'effet des radiations, des médicaments, des produits chimiques et même des virus. On devrait trouver des anticorps antivirus dans l'organisme, alors qu'on n'en trouve pas. Les seuls facteurs exogènes restants seraient les aliments et les bactéries.

7/ L'exemple des îles Féroé, est édifiant. Jusqu'à la Seconde Guerre mondiale, la Sclérose en Plaques y était inexistante. À partir de 1943, les Britanniques s'y sont installés et la maladie s'est développée par épidémies. Ceci signifierait que le facteur le plus important de l'environnement est une bactérie. Il s'agirait probablement d'une bactérie intestinale, puisque c'est là que stagne l'immense majorité des germes de l'organisme. À partir de l'intestin la barrière intestinale peut parfaitement être franchie et la bactérie atteindre le système nerveux, en passant dans le sang.

8/ L'alimentation moderne représenterait le second facteur environnemental. Plusieurs observations semblent corroborer cette idée. La Sclérose en Plaques évolue très différemment d'un pays à l'autre. On la retrouve bien établie dans les pays anglo-saxons et en Europe et en Scandinavie, tandis qu'elle est rare chez les Indiens, les Arabes, les Africains et les Asiatiques.

L'émigration modifie la fréquence de la Sclérose en Plaques puisque la fréquence chez les immigrés devient semblable à celle du pays d'accueil.

La consommation de certains aliments influence clairement la fréquence de la maladie.

a) La Sclérose en Plaques, est fréquente chez les Scandinaves et les Anglo-Saxons consommant en quantité des produits laitiers, graisses saturées et céréales. La Sclérose en Plaques frappe plus les personnes élevées au lait de vache que celles qui ont été nourries au sein maternel pendant longtemps.

b) La Sclérose en Plaques est pratiquement inconnue chez les Japonais consommant principalement : poissons, graisses oléagineuses, peu de graisses saturées, de lait et de blé.

c) Dans un pays comme la Norvège, la maladie frappe beaucoup plus volontiers les consommateurs de viande et de produits laitiers, de l'intérieur du pays, que les habitants des régions côtières se nourrissant de poisson.

9/ Le stress est considéré par le docteur SEIGNALET comme troisième facteur de l'environnement. Il pourrait être à l'origine d'une sécrétion excessive d'interférons gamma. On connaît l'action de l'interféron gamma, utilisé autrefois dans le traitement de la Sclérose en Plaques et qui, contrairement au but recherché, augmenterait le nombre des poussées et leur intensité.

10/ Le quatrième facteur génétique, pour le docteur SEIGNALET pourrait associer différentes formes d'enzymes et de mucines à l'intérieur de l'intestin grêle :

a) Une publication datée de 1989 émanant de SADOVNIK et coll. dénombre sur un échantillon de 748 malades atteints de la Sclérose en Plaques 27 cas de maladie de CROHN (Pour le Garnier-Delamare : *« Inflammation ulcéreuse et sténosante d'un segment de l'intestin grêle siégeant le plus souvent dans sa partie terminale et pouvant se combiner avec une colite du même type. »*

b) Des problèmes d'absorption intestinale chronique sont apparus chez 42 % des sclérosés en plaques.

c) Chez une grande partie de malades atteints de Sclérose en Plaques on a observé des lésions proches de celles de la maladie cœliaque.

Sur ces trois éléments on peut élaborer une théorie sur l'origine de la Sclérose en Plaques. La question de la démyélinisation se pose toutefois. Nous trouvons-nous en face d'une destruction immunitaire de la myéline ou d'une atteinte des oligodendrocytes que le dictionnaire Garnier-Delamare définit : *« Cellules de la macroglie comportant peu de prolongements cytoplasmiques. Elles entourent les axones dans la substance blanche du système nerveux central. »*

Cette destruction arrêterait alors la production de myéline. Le docteur SEIGNALET évoque ensuite les régimes alimentaires à mettre en place dans la Sclérose en Plaques. Il évoque tout d'abord la prise orale de myéline. WEINER et ses collaborateurs ont publié en 1993 une étude portant sur l'administration de 300 mg de myéline de bœuf sur une année à 15 sujets souffrant de Sclérose en Plaques. Un lot témoin de 15 malades a pris pendant ce temps un placebo. Après 12 mois de traitement le nombre de malades ayant souffert d'au-moins une poussée était de 6 dans le groupe traité à la myéline, alors qu'il s'élevait à 12 dans le groupe traité par le placebo. L'efficacité inconstante de la myéline est attribuée par le docteur SEIGNALET à l'état de santé de la muqueuse intestinale. En cas de perméabilité normale, on obtient un effet positif dans le système nerveux central. En cas de perméabilité exagérée l'ingestion de myéline a un effet négatif.

Deux auteurs ont retenu l'attention du docteur SEIGNALET, les docteurs KOUSMINE et SWANK. Ces deux auteurs ont préconisé une importante diminution des graisses saturées d'origine animale, une ingestion d'acides gras polyinsaturés d'origine végétale. Ils ont pu suivre l'évolution de nombreux sclérosés en plaques, pendant 35 ans. Seule la durée permet de vérifier l'efficacité d'un traitement. La moitié des patients du docteur SWANK seulement ont appliqué les conseils diététiques. 31 % d'entre eux sont morts, généralement pour d'autres raisons que la Sclérose en Plaques. Parmi la moitié des malades n'ayant pas suivi les prescriptions du docteur SWANK 80 % sont morts, généralement suite à l'aggravation des lésions neurologiques. Pour SWANK la diététique doit être appliquée le plus tôt possible. Chez des sujets légèrement atteints, il n'a enregistré que 5 % de décès !

Les résultats personnels du docteur SEIGNALET sont d'après lui, encore difficilement contrôlables car le recul n'est que de 5 ans, ce qui lui paraît insuffisant. D'après lui :

1. Les troubles neurologiques sont probablement irréversibles.
2. Parmi les 13 patients observant la diététique, depuis au moins 2 ans, une amélioration a toujours été observée.
3. Les conseils alimentaires reprennent les mêmes principes que ceux de SWANK et de KOUSMINE.

Le docteur SEIGNALET soulève le problème de la viande crue. Comme elle contient des filets nerveux, contenant eux-mêmes de la myéline, la prudence doit être de mise. En effet, les réactions immunitaires face à la myéline sont dépendantes de la muqueuse intestinale. En état de bonne santé la muqueuse est perméable et tolère la myéline d'origine alimentaire. En état pathologique, la perméabilité augmente, il y a un risque d'immunisation. Le principe de précaution impose donc d'éviter la viande crue, pour la réintroduire par la suite aux risques de devoir l'interdire à nouveau.

Pour conclure le chapitre concernant la Sclérose en Plaques dans l'ouvrage du docteur SEIGNALET, celui-ci indique : « ***Aucun médicament n'empêche l'évolution au long cours de la Sclérose en Plaques*** ». C'est pourquoi l'auteur conseille d'essayer systématiquement la modification du régime alimentaire qui de toute façon n'entraîne aucune carence et ne présente pas de danger.

*

*   *

XI.

RECHERCHES ET DÉVELOPPEMENTS PERSONNELS : 30 ANS DE SUCCÈS THÉRAPEUTIQUES

Les réponses que l'on apportait aux questions posées au début de nos études médicales sur les mercures dentaires ne nous satisfaisaient pas

Nous en avons déjà parlé.

Notre longue quête de vérité commença, qui devait nous permettre de rencontrer tout d'abord Berthold CHALES-de-BEAULIEU, avant beaucoup d'autres chercheurs. Tous nous éclairèrent sur la toxicité des métaux lourds, en particulier du mercure !

La pollution mercurielle nous apparut de plus en plus grave et scandaleuse. Notre combat commença.

Or il se trouve que les premières victimes de ce métal délétère que nous avons rencontrées, étaient des jeunes gens touchés par la Sclérose en Plaques ! C'est ainsi que nous décidâmes de consacrer tous nos efforts à aider les personnes atteintes de cette maladie si cruelle !

Nous utilisons pour ce faire les techniques alimentaires apprises de grands naturopathes américains des XIXe et XXe siècles ainsi que des Français CARTON, PASSEBECQ et de la Suissesse KOUSMINE. Nous y ajoutons les techniques de désintoxication et de chélation des métaux lourds apprises des Suédois et des Allemands. Enfin nous travaillons en phytothérapie et aromathérapie, cette dernière enseignée par Philippe MAILHEBIAU.

Nous sommes ainsi parvenu, après beaucoup d'hésitation et de questionnements, à mettre au point des techniques basées sur la désintoxication mercurielle et une diététique spécifique, permettant d'améliorer de façon spectaculaire l'état de santé des personnes atteintes de Sclérose en Plaques et, très souvent, de les guérir (avec cependant parfois d'éventuelles et légères sequelles), ceci étant confirmé par le recul (parfois plus de 25 ans !).

Les traitements se déroulent comme décrit ci-dessous.

A – ÉVALUATION DE L'INTOXICATION MERCURIELLE INDIVIDUELLE

La réponse organique à toute agression est conditionnée par les capacités du système de défense de l'organisme ("l'immunité"). Concernant l'hydrargyrisme, ce "goutte-à-goutte mercuriel empoisonné" provenant des amalgames dentaires, il en va de même. Lorsque les émonctoires primaires (intestins, reins, peau, poumons) ne fonctionnent pas correctement, chez une personne, par exemple ne pratiquant pas d'exercice physique et dont l'alimentation est incorrecte avec un niveau de stress exagéré, la réaction à une intoxication par le mercure d'origine dentaire risque d'être violente, même si la dose de mercure est faible.

En cas de pathologies pouvant être reliées aux amalgames dentaires, il y aura lieu :

- de mesurer le degré d'intoxication par le mercure,
- de planifier la dépollution de l'organisme de la façon la moins traumatisante pour celui-ci et de faire contrôler ce nettoyage par un laboratoire spécialisé,
- de choisir des techniques de remplacement à l'amalgame dentaire qui respecteront l'équilibre biologique et la physiologie occlusale des arcades dentaires.

L'examen endo-buccal

- Il est destiné à repérer les éventuelles taches grises, encore appelées taches "d'argyrose", au niveau de la face interne des joues, du palais et des gencives,

- de vérifier dans le palais en limite palais/dur, palais/mou, la présence d'une zone relativement importante de couleur beurre frais,
- de repérer des déchaussements dentaires au niveau du collet des dents,
- d'examiner les gencives,
- d'estimer la fétidité de l'haleine,
- d'examiner la langue,
- d'estimer l'éventuelle présence d'une hyper-sécrétion salivaire,
- de s'informer sur la présence d'un goût métallique plus ou moins évident, constant ou intermittent,
- de renseigner sur la présence de courant électrique plus ou moins prononcé.

Mesures des vapeurs de mercure en bouche

Le rapport d'expertise de l'Université de Kiel concernant les amalgames dentaires (sur mission du Parquet de Grande Instance de Francfort-sur-le-Main), le Procureur DE SCHENDORF, indique : L'air intra-oral des porteurs d'amalgames a été étudié dans un programme de l'Université de CALGARY (VIMY et LORSCHEIDER en 1985), les auteurs ont trouvé 4 microgrammes de mercure par mètre cube, c'est-à-dire plusieurs fois la charge en mercure de personnes ne portant pas d'amalgames (0,54 µg de mercure par mètre cube). Après une phase de mastication (chewing-gum) de 10 minutes, la contamination en mercure chez les porteurs d'amalgames a atteint 29,1 µg de mercure par mètre cube, c'est-à-dire environ 54 fois celle de la valeur de base des non-porteurs d'amalgames ! ! Chez ces derniers, la mastication n'a pas modifié significativement la valeur.

Chez les personnes portant 12 obturations en amalgames et plus, après 30 minutes de mastication, la concentration intra-orale en mercure de l'haleine, a atteint jusqu'à 45 µg de mercure par mètre cube d'air (VIMY et LORSCHEIDER, 1985). Dans la suite, cette concentration décroissait lentement et se situait encore après une heure à 19,5 µg de mercure par mètre cube, ceci correspondait à 3 fois la concentration avant la phase de mastication (6 µg de mercure par mètre cube) des personnes testées.

Une étude de OTT (1984) concernant l'air intra-oral chez les porteurs d'amalgames, a révélé des concentrations atteignant jusqu'à 400 µg par mètre cube d'air après 5 minutes de mastication de chewing-gum ! !

" Tout comme la mastication, le fait de boire des boissons chaudes (Bureau Fédéral allemand de la Santé ("BGA" 1992), FREUDIN (1988,) un milieu buccal acide (VIMY et LORSCHEIDER, 1990) le brossage des dents (DHERAN, 1989) et l'alcool OTT (1993), augmentent la libération de mercure des obturations en amalgames. Les conséquences sont, entre autres, une augmentation de la concentration en vapeurs de mercure dans la cavité buccale et une augmentation de l'absorption de vapeurs de mercure par l'organisme.

Il existe une relation entre le nombre et, selon le cas, la taille des obturations en amalgames et l'importance de la contamination en mercure de l'haleine intra-orale

Pour conclure, le rapport de KIEL :

Au point de vue de la concentration en vapeurs de mercure dans la cavité buccale, suite à la présence d'obturations en amalgames, les valeurs sont également dépassées. Il faudrait en tenir compte dans la protection contre les dégradations (bien établies et reconnues), de la santé par le mercure."

Un instrument commode de mesure des vapeurs de mercure est l'analyseur JÉROME basé sur l'attirance à double sens de l'or par le mercure. Un calculateur électronique permet en quelques fractions de seconde d'analyser la modification superficielle de l'or en présence de mercure, de calculer ainsi la quantité de mercure présent dans l'air environnant.

L'étude de TÜBINGEN concernant les amalgames dentaires et réalisée par le groupe de recherche en analyse de l'environnement, de l'Université de TÜBINGEN établit : « *les concentrations en vapeur de mercure mesurées dans la présente étude, dépassent largement celles établies comme valeur limite de la Médecine du Travail de TRACHTENBERG en 1977 : 10 µg par mètre cube (en se référant à des journées de travail de 8 heures, à raison de 5 jours par semaine (voir figure 10)* ». L'analyseur JEROME présente deux inconvénients : son prix et sa fiabilité. Le nôtre est tombé en panne assez rapidement, et nous n'avons pas jugé utile de le remplacer.

Les "limites acceptables" sont variables puisque pour les marines de guerre américaine et russe, elles sont de 10 µg de mercure par mètre cube, tandis que l'Agence de protection de l'environnement américaine n'accepte pas plus de 1 µg ! De même l'OMS qui établit la limite à 25 µg tandis que l'Agence pour la sécurité professionnelle et la santé (OSCHA) admet 50 µg !

De toute façon, ces valeurs limites sont **largement dépassées** en ce qui concerne la moyenne des mesures d'une cavité buccale de personnes porteuses **d'amalgames dentaires**. Le niveau moyen est en effet situé en 50 µg et 100 µg par mètre cube, mais il peut atteindre, après mastication de chewing-gum pendant 20 mn la valeur de plusieurs centaines de microgrammes. Ces records ont parfois été observés chez des porteurs d'un seul amalgame dentaire.

Les courants électriques, mesurables à l'aide d'un appareil spécifique sont toxiques pour l'organisme par la libération des ions métalliques à partir des dispositifs d'obturations dentaires (amalgames ou plombages) ou encore de couronnes, de bridges ou des dispositifs amovibles. Ces ions métalliques se répandront dans la salive et seront ingérés avant d'être assimilés dans l'intestin grêle et d'envahir tout l'organisme ! Les courants électriques permettent également le développement de vapeurs mercurielles, favorisé également par la mastication ou l'ingestion de liquides chauds.

Les différences de potentiel entre les différentes masses métalliques placées en bouche entraînent des dégradations au niveau de la paroi cellulaire et présentent un **réel danger pour le cerveau** situé à faible distance et qui fonctionne, comme on sait, de façon (partiellement) électrique.

Pour REBEL, directeur de l'Institut de Médecine dentaire de l'Université de TÜBINGEN, les effets pathogènes des amalgames en cas de contact métallique avec d'autres restaurations en métaux précieux, existent bel et bien : « *ce sont les produits de l'électrolyse stockés qui sont absorbés par le corps et ont une action toxique sur le tractus gastro-intestinal ou encore sur les voies respiratoires et peuvent induire une perturbation à distance et une action locale immédiate (métalose).* »

Un peu plus loin, il révèle : « *par la corrosion, c'est sous la forme de produits d'électrolyse que les métaux sont libérés et qu'ils vont être alors absorbés par l'organisme (muqueuse buccale, estomac-intestin, voies respiratoires) où ils pourront conduire à des dégradations locales ou à des troubles à distance dans le sens d'une métalose.* »

RHEINWALD, directeur de la clinique dentaire et maxillaire de l'Hôpital d'État Katharina à STUTTGART fait état de ses constatations : « *les produits d'électrolyse peuvent également causer toute une série de tableaux pathologiques et une intoxication par des ions métalliques libérés par le processus d'électrolyse* ». Pour lui, le courant électrique a des effets pathogènes. Il s'agit de :

- leucoplasies,
- gingivites,
- ulcérations de la cavité buccale,
- pathologies des muqueuses,
- pathologies extra-buccales parfois graves, sous forme de processus morbide métastasique.

RHEINWALD (et ses collaborateurs) intéressés par des recherches menées aux États-Unis ont pu observer « une série de cas où existait une corrélation directe entre les potentiels électriques et de nombreux tableaux pathologiques ». Il a pu constater que de nombreux symptômes pouvaient être éliminés après avoir supprimé les potentiels électriques. Pour lui de nombreuses pathologies des gencives, de la langue et des manifestations névrotiques, peuvent être classiquement attribuées aux potentiels électriques.

En 1954, il conclut : « *des couples galvaniques peuvent apparaître à cause de métaux placés dans la cavité buccale lors de travaux dentaires. Le courant électrique libéré peut agir directement ou indirectement des dégradations de l'organisme.* »

Et encore : « *il est extrêmement important en cliniques et en cabinets dentaires d'éliminer des couples galvaniques qui conduisent à l'apparition de haute différence de potentiels. Souvent cette élimination amène la disparition immédiate de manifestations pathologiques résistant depuis longtemps à toute thérapie.* »

Dans une revue spécialisée, le même RHEINWALD affirme : « *lors de l'apparition de maladies de l'ensemble de l'organisme accompagnées de pathologies au niveau de la cavité buccale, même bénignes, il faut envisager la possibilité d'existence d'une pathologie due à des courants électriques (galvaniques).* » Il insiste sur les obturations en amalgames qui peuvent susciter de grandes différences de potentiel. Il établit :« des différences de potentiel peuvent aussi bien exister entre différentes obturations en amalgames qu'entre des obturations en amalgames et des obturations en métaux précieux. Ces différences de potentiel étaient parfois tellement élevées que la plage de mesure de notre appareil (1100 mv) n'était pas suffisamment étendue pour affirmer la force électromotrice. En 1953, on avait déjà constaté les courants des couples galvaniques entre amalgames dentaires et autres restaurations métalliques, pouvant engendrer des différences de potentiel supérieures à 1,1 volt. Cependant avec moins du 1/10ème des valeurs précitées, en deçà de 80 mv, RHEINWALD, en éliminant les différences de potentiel, était parvenu à guérir la plupart des tableaux pathologiques. L'auteur exhortait les praticiens à éviter l'instauration de couples galvaniques, la corrosion entraînant non seulement une destruction métallique, mais des perturbations de l'état de santé.

En 1955, SCHMITT du Département de prothèses de la Clinique dentaire universitaire de MUNICH a publié dans une revue spécialisée une liste de cas dans lesquels on a déposé les amalgames dentaires après avoir effectué des mesures de potentiel, ces dernières mesures ayant été élevées. La conséquence de la dépose des amalgames a été la guérison de pathologies de la cavité buccale réfractaires aux thérapies depuis plusieurs années, telles que :

- gingivites,
- leucoplasies,
- stomatites aphteuses,
- pemphigus,
- brûlures de la langue,
- altérations du goût,
- hypersalivations,
- brûlures après consommation d'aliments acides.

THIELEMANN de la Clinique universitaire de FRANCFORT a décrit, en 1954, des cas de troubles nerveux "causés par des amalgames". Des tressaillements musculaires dans le côté gauche du visage devenaient finalement une paralysie faciale gauche avec larmoiements et inflammations des muqueuses. Le tableau clinique a été normalisé à la suite de la dépose des amalgames.

Le praticien avisé établira donc une cartographie des potentiels électriques existant entre les amalgames, et entre eux et entre les amalgames et d'autres éléments métalliques situés en bouche (couronnes ou bridges). La dépose des amalgames s'effectuera selon un ordre précis et dans des conditions que nous évoquerons plus loin.

Comme l'avait déjà remarqué dans les années 50 Berthold CHALES-DE-BEAULIEU, les différences de potentiel existant entre des obturations métalliques, à base d'amalgames, et des couronnes ou des bridges, peuvent être 300 fois plus élevées que chez les patients ne possédant que des amalgames dentaires !

L'évaluation de l'intoxication générale par le mercure

a) L'onychologie

Comme l'exprime André PASSEBECQ dans son ouvrage (*Vos ongles, miroirs de santé*, *ONYCHODIAGNOSTIC* aux Éditions Vie et Action, 06620 GREOLIERES), sans que nous le sachions, nous possédons 20 miroirs de santé que sont (sauf en cas d'accidents ou de malformations) :

- les 10 ongles de nos mains,
- les 10 ongles de nos orteils.

L'examen des ongles (plus facile à pratiquer sur les mains que sur les pieds) révèle au praticien expérimenté :

- le passé du patient,
- le présent et son avenir en cas de mise en œuvre des facteurs naturels de santé.

La lecture "à livre ouvert" révèle :

- le fond "vital", c'est-à-dire la structure initiale physiologique et psychologique,
- les réserves vitales en place,
- les perturbations de santé existantes,
- des éléments de médecine prédictive.

Il s'agit pour le praticien de santé d'une aide importante pour l'établissement du diagnostic et par conséquent de l'évolution de sa pathologie, c'est-à-dire le pronostic. Un individu sans ressort, pâle et fatigué, pessimiste, dépressif et sujet aux infections, présentera des ongles blanchâtres, trop minces et trop souples, dépourvus de lunules. La lunule ou "demi-lune" est située à l'extrémité mésiale de l'ongle, c'est-à-dire à sa base ; elle est généralement blanche, lisse et brillante. Sa couleur comme celle de l'ongle peut indiquer différentes pathologies, mais sa présence ou son absence sont très importantes.

Ces observations permettront de mettre en œuvre des thérapeutiques naturelles qui s'imposent. L'ongle hippocratique, harmonieux de taille et de forme, brillant, lisse et rosé, avec une lunule, bien haute et bien nette, sera relevé chez les individus toniques, en bonne santé psychologique et physiologique.

Dans le cas d'intoxication par le mercure, on notera des perturbations :

– une réduction du nombre des lunules,
– une souplesse excessive,
– d'éventuels défauts de striures,
– des zones blanchâtres indiquant des problèmes de circulation capillaire,
– des taches de taille réduite et crayeuses révélant une déminéralisation.

Ces cinq symptômes découlent de la vascularisation des extrémités digitales. Le berceau de l'ongle appelé également "lit unguéal" alimenté par de petites artères collatérales originaires du système circulatoire de la partie supérieure (ou dorsale) et de la partie inférieure ou ventrale. Elles sont à l'origine de quatre formations intercollatérales situées en avant et en arrière de la dernière articulation inter-phalangienne (entre l'avant-dernière et la dernière phalange). Les différentes voies circulatoires se terminent par un réseau très dense au niveau de la partie inférieure de la pulpe du doigt. Ces relations artério-veineuses sont contrôlées partiellement par le système nerveux, partiellement par les kinines du sang (*kinine : nom générique de certains polypeptides qui sont libérés dans le plasma sanguin à partir d'une globuline alpha, synthétisée dans le foie : le kininogène*). (Dictionnaire Garnier-Delamare)

Le mercure a des actions particulières sur le sang. D'une part il envahit dans l'hémoglobine, des sites réservés à l'oxygène : on se trouvera devant des symptômes d'anémie avec parfois un nombre de globules rouges supérieur à la moyenne (hyperglobinémie).

Le mercure a un effet particulier sur le noyau : il fait véritablement exploser des cellules de la fine membrane unicellulaire qui tapisse la paroi interne des vaisseaux dont les artérioles les plus fines.

Ceci explique l'apparition de maladies cardiovasculaires et, par le même processus un déficit circulatoire au niveau des extrémités digitales.

Les taches blanc crayeux parfois observables sont appelées "albugos". Classiquement, elles sont signes de déminéralisation qui, en cas de présence de mercure en bouche, dans la salive, dans les cheveux ou dans les selles, provient de celui-ci.

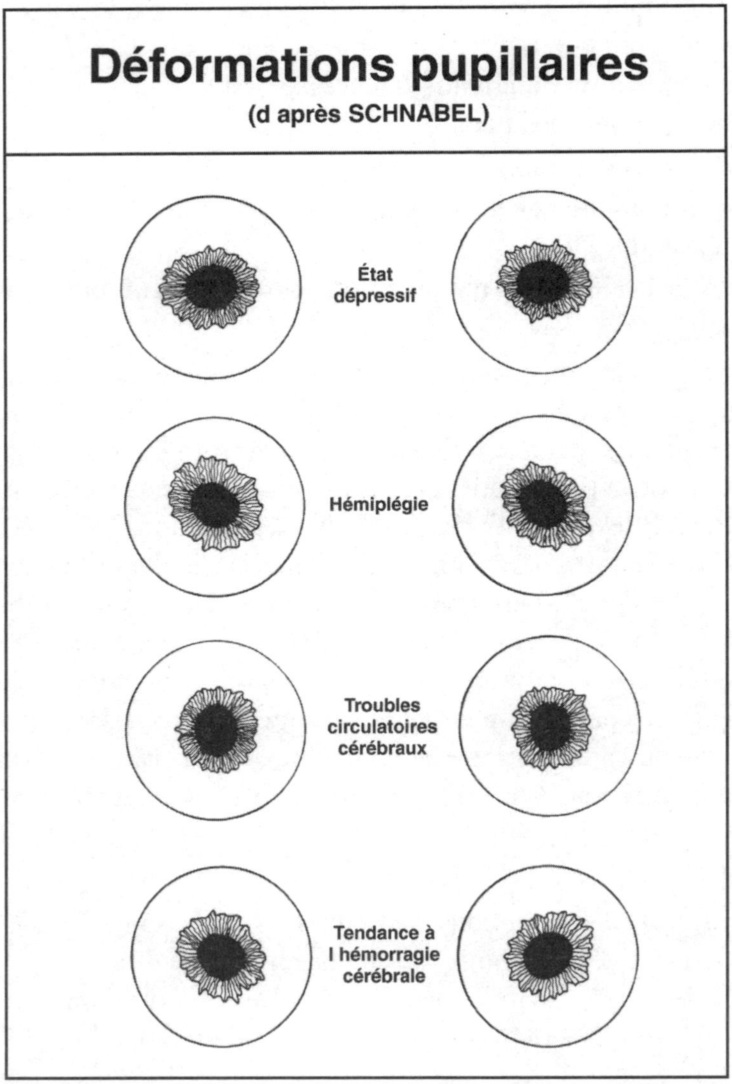

Figure n° 8

b) Iridologie

Le terme "iridologie" vient du nom de la déesse IRIS qui était parée, selon la légende d'une écharpe arc-en-ciel. L'iris est un diaphragme musculo-vasculaire situé entre la partie la plus frontale de l'œil, appelée "cornée" et le cristallin, lentille dont les variations de courbure rendent possible l'accommodation. L'iris présente souvent de jolies couleurs, pleines de nuances, de reflets très esthétiques.

La vascularisation de l'iris est très particulière. Du "grand cercle artériel de l'iris" partent des vaisseaux qui convergent vers la pupille, espace libre situé au centre de l'iris. À 1,5 mm du bord de la pupille, le "plus petit cercle artériel de l'iris" collecte les vaisseaux radiaires. Le fonctionnement très rapide du diaphragme est grandement facilité par la disposition concentrique à la pupille, comprenant des vaisseaux et se dirigeant vers elle.

La musculature de l'iris n'en est pas moins importante : On distingue le muscle dilatateur de l'iris, comportant des cellules et fibres disposées en rayons et le sphincter irien qui lui, est composé de muscles circulaires concentriques à la pupille.

Enfin, l'iris possède un système sympathique dilatateur. Cette zone constitue un véritable miroir de l'état psychique et physique de l'être humain. Les investigations seront aisées et riches d'enseignement.

L'étude de l'iris comporte deux aspects : le terrain et les somatotopies. Alors que tous les auteurs s'accordent pour attribuer les mêmes significations à l'aspect de l'iris consacrées au <u>fond</u> représentant le terrain, ils se contredisent très fréquemment quand il s'agit de consacrer une zone de la superficie de l'iris à un organe ou une fonction.

En cas de présence de quantités moyennes ou importantes de mercure en bouche, l'iris présente souvent les particularités suivantes :

– la trame de l'iris présente une densité relativement faible avec présence de vacuoles et d'éléments en "roue de bicyclette" ;
– on note fréquemment sur cette trame des taches rouge-orangé en tous points comparables au cinabre, composé soufré de mercure ;
– le pourtour de l'iris présente fréquemment un anneau plus foncé nommé "gerotoxon" indiquant une baisse des réserves vitales ;
– l'examen de l'iris permet également d'examiner les pupilles, il mettra en évidence deux éléments : les déformations pupillaires et les aplatissements.

1/ Les déformations pupillaires, elles furent décrites initialement par Rudolf SCHNABEL et corrélées à des pathologies vasculaires cérébrales (fig. 9). Pour notre part, nous observons fréquemment des déformations horizontales de la pupille, indiquant des états dépressifs.

2/ Les aplatissements pupillaires sont plus fréquents que les déformations. Nos premières observations datent du même Rudolf SCHNABEL. En cas de pathologies mercurielles, on retrouvera principalement des aplatissements dans la zone de 12 heures qui sont corrélés à la dépression (fig 10) mais, étant donné la multiplicité des symptômes entraînés par le mercure, on trouvera également des aplatissements de la partie inférieure de la pupille, signes d'atteintes rénales, ou d'autres manifestations psychiques ou cardiopathiques.

Figure n° 9

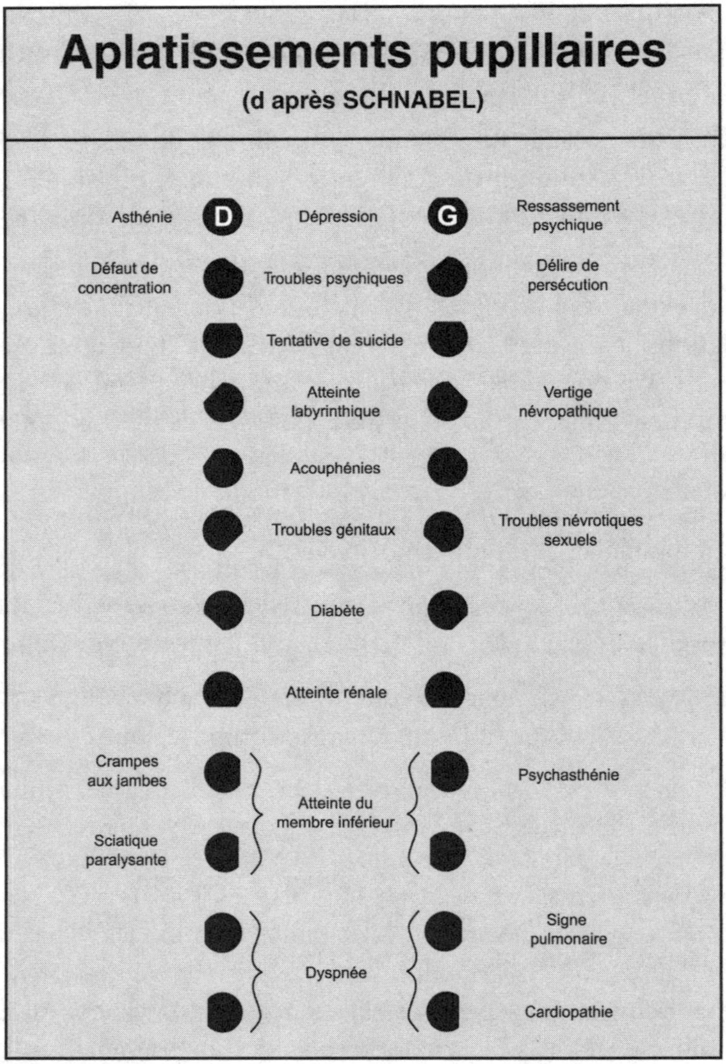

Les examens de laboratoire

Pour ce qui nous concerne, nous les avons commencés dans les années 60. À cette époque les résultats obtenus n'étaient pas satisfaisants. La corrélation entre la présence d'amalgames dentaires, de tailles parfois importantes, (déterminant des différences de potentiel élevées avec soit d'autres amalgames soit des prothèses métalliques), et les dosages du mercure dans la salive, le sang et l'urine ne paraissaient pas franchement établis, malgré un ensemble de symptômes, parfois importants et caractéristiques.

L'explication, une fois de plus nous vint d'Allemagne. Le rapport de KIEL fait les révélations suivantes : « *on a pu observer à l'occasion, en parcourant certains auteurs parmi d'autres, que le fait suivant était connu depuis des dizaines d'années : une simple analyse de sang et d'urine, en ce qui concerne le mercure, ne permet que d'obtenir des indications de portée très limitée. Le rapport poursuit "certes une valeur de concentration* ***plus élevée*** *en mercure plaide pour le fait qu'une plus importante exposition au mercure se soit produite.*

Pourtant, à l'inverse, les valeurs de concentration en mercure située dans une fourchette ***normale*** *ne permettent pas d'exclure une exposition au mercure, ni une charge pathogène de mercure. Ceci signifie que même lorsque des concentrations en mercure dans le sang et dans l'urine, se situent dans des fourchettes de valeurs normales, les augmentations de la concentration en mercure correspondant à un aspect toxicologique sont possibles au niveau des organes.*

Des perturbations des fonctions rénales, attribuables au mercure peuvent même conduire à une diminution de l'aptitude du corps à excréter le mercure (BAADER, 1961; USCHATZ, 1952). Le risque de révéler de faux négatifs – c'est-à-dire que malgré des résultats d'analyses peu évidents la pathologie est tout de même présente –, interdit donc, sur une base de simples analyses de sang et d'urine d'exclure, comme dans les cas concernés, le mercure de l'amalgame comme cause de la pathologie.

Ceci n'est pas récent. En 1930, ZANGGER écrivait déjà : "une analyse d'urine révélant des résultats négatifs ne prouve donc rien, étant donné qu'elle ne révèle pas qu'une absorption de mercure ait pu avoir lieu et qu'elle n'indique pas que le mercure puisse circuler dans le sang et plus sûrement encore qu'aucune pathologie due au mercure ne soit présente."

En 1981, OHLIG affirme : « *On a observé que des patients présentant des valeurs élevées de concentration en mercure dans l'urine, n'avaient pas de signes cliniques d'une intoxication au mercure, alors que, d'un autre côté, des patients présentant de faibles valeurs de concentration de mercure excrété présentaient nettement des symptômes d'intoxication* ». Cette vérité est sans appel.

Elle se vérifie aussi bien pour ce qui concerne une intoxication par le mercure des amalgames dentaires que par toute autre exposition à quelque agent toxique que ce soit. Si l'on en croit certains chercheurs et certaines organisations nationales ou internationales (National Institute of Dental Research, 1984, GOERING et coll. 1992, OMS 1991) l'observation est vérifiée même en cas de dosages mercuriels négatifs dans le sang.

C'est ce que constate OHNESORG en 1982 et 1992 : « *les résultats non marquants d'analyses d'urine et selon le cas, de sang, (malgré la présence d'amalgames en bouche) n'ont qu'une faible portée conclusive* ».

Une prise de sang, en réalité, est semblable à une photographie instantanée. Chacun sait par expérience que la circulation sur une autoroute est fonction de divers paramètres comme l'heure, le temps, la saison, la météorologie. Il ne viendra à l'idée de personne de tirer les conclusions définitives concernant la circulation d'un axe autoroutier en fonction d'une seule photo !

Il en va généralement de même pour une prise de sang : elle révèle des substances ayant une signification d'instantanéité (éléments nutritifs, diastases digestives, enzymes, etc.). Elle ne pourrait devenir intéressante que si elle était effectuée dans les heures qui suivent la pose de l'amalgame dentaire, ou encore dans les minutes ou les heures qui suivent sa dépose, pour vérifier si le patient a ingéré des doses de mercure élevées et par conséquent si la dépose a été correctement réalisée.

Les tests urinaires n'ont pas grande signification car ils dépendent du fonctionnement parfois aléatoire du système rénal principalement en cas d'intoxication mercurielle.

Par contre les études réalisées plus récemment en Allemagne, en Suède et aux États-Unis, prouvent l'intérêt du dosage mercuriel dans la salive, les cheveux et les selles.

1/ Dans la salive

Les amalgames dentaires étant en relation directe avec la salive, il était intéressant de pouvoir doser la présence du mercure dans celle-ci. Le groupe de recherche en analyse de l'environnement, de l'Université de TÜBINGEN, sous la direction des docteurs ROLLER, WEISS et MAIER, entreprit en 1996 une étude sur les amalgames dentaires. Dès décembre 1984, la revue *Eltern*, réalisa une campagne destinée à promouvoir le programme de recherche sur le mercure. Une grande partie des médias allemands fit par la suite un large écho à cette action d'intérêt public. Les intéressés versaient une participation aux frais et percevaient des tubes destinés à recevoir les prélèvements, ainsi qu'un questionnaire sur le poids, le nombre d'obturations à base d'amalgames dentaires ainsi que les symptômes ressentis.

Deux tubes étaient destinés à la salive. Le premier devait recevoir environ 5 ml de salive, prélevée à jeun, c'est-à-dire sans consommation alimentaire ou boisson pendant 2 heures. Le second tube destiné à recevoir la salive après mastication d'un chewing-gum sans sucre et de préférence sans colorant. Le volume était situé alors entre 15 et 20 ml.

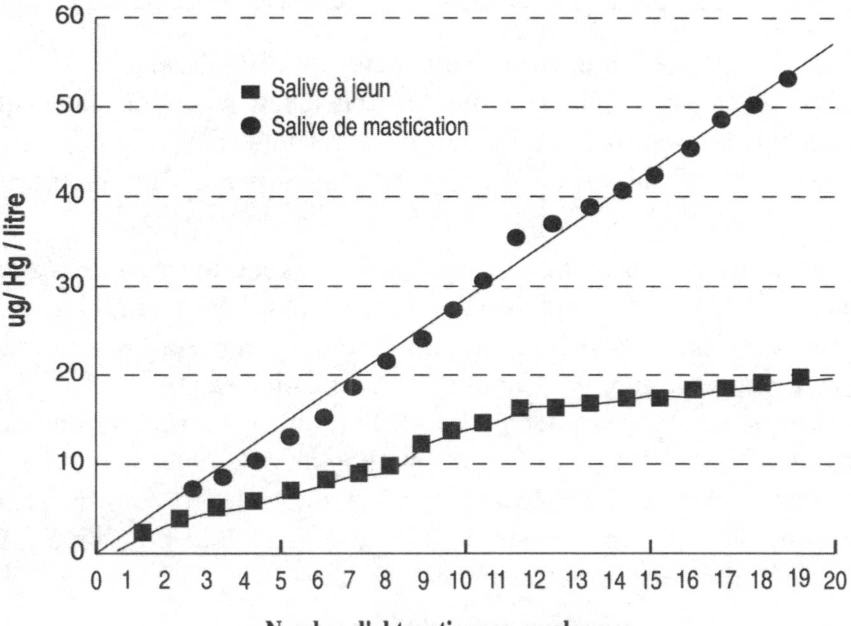

Figure 10 : *Corrélations statistiques entre nombre d'amalgames dentaires et concentration en mercure salivaire (Étude de Tübingen)*

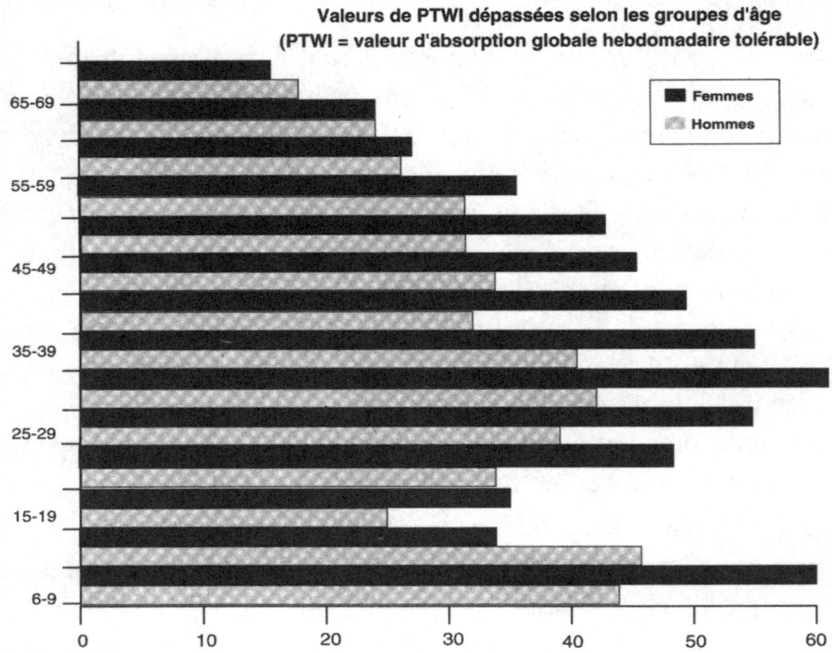

Figure 11 : *Nombre de personnes en % se situant au-dessus de la valeur PTWI (Étude de Tübingen)*

20 000 personnes environ participèrent à cette étude, la première dans le genre, et revêtant un intérêt tout à fait essentiel, parce que procédant de façon mathématique (la statistique faisant partie de la science mathématique). 17 351 tests seulement purent être interprétés, suite à différentes erreurs de manipulations ou de statistiques.

Contrairement à ce que prétendent les défenseurs de l'amalgame dentaire, **l'étude de l'Université de TÜBINGEN a révélé que le mercure contenu dans les amalgames dentaires n'était absolument pas stable !** La figure n°11 montre les corrélations statistiques entre le nombre d'amalgames dentaires et la concentration en mercure salivaire. On y voit que plus le nombre d'amalgames dans la bouche est important, plus haut est le pourcentage de mercure dans la salive (exprimé en microgrammes de mercure par litre de salive). Le microgramme étant le millionième de gramme.

Les résultats

Tout d'abord un nombre important de personnes se situe au-dessus de la valeur PTWI, qui représente la valeur d'absorption globale hebdomadaire tolérable définie par l'OMS (fig.12). On remarquera que c'est dans la tranche d'âge 30-50 ans que se situe le pourcentage le plus élevé de personnes situées au-dessus de cette valeur, car l'autre figure (n° 13) révèle que c'est entre 30 et 50 ans que se situe le plus grand nombre d'obturations en amalgames !

Les statistiques font apparaître des corrélations entre le mercure d'origine dentaire et trois localisations :

1/ Maladies de la cavité buccale

- goût métallique,
- brûlures de la langue,
- saignements des gencives.

2/ Maladies du système nerveux central et du système nerveux végétatif

- irritabilité,
- fatigue,
- troubles de la mémoire,

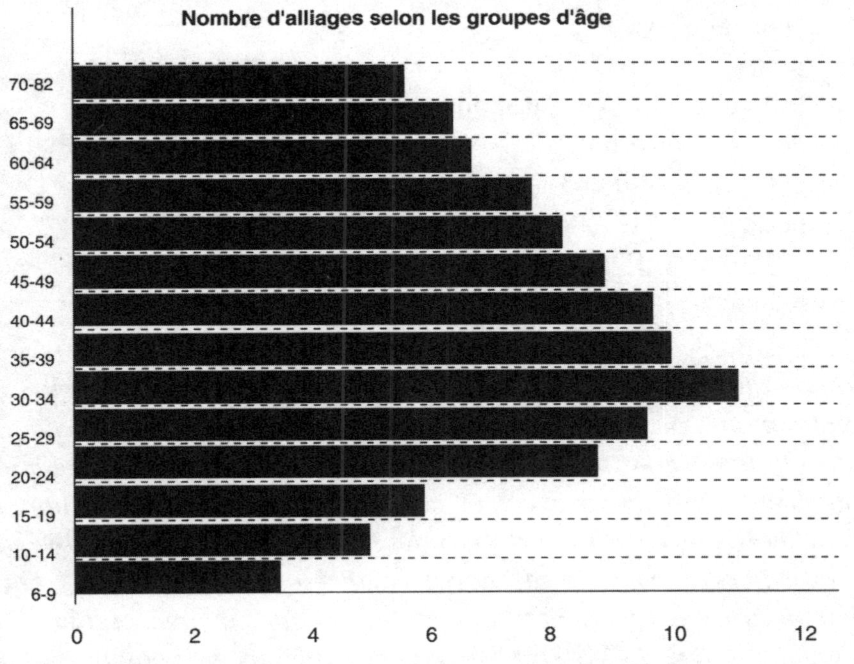

Figure 12 : *Étude de Tübingen*

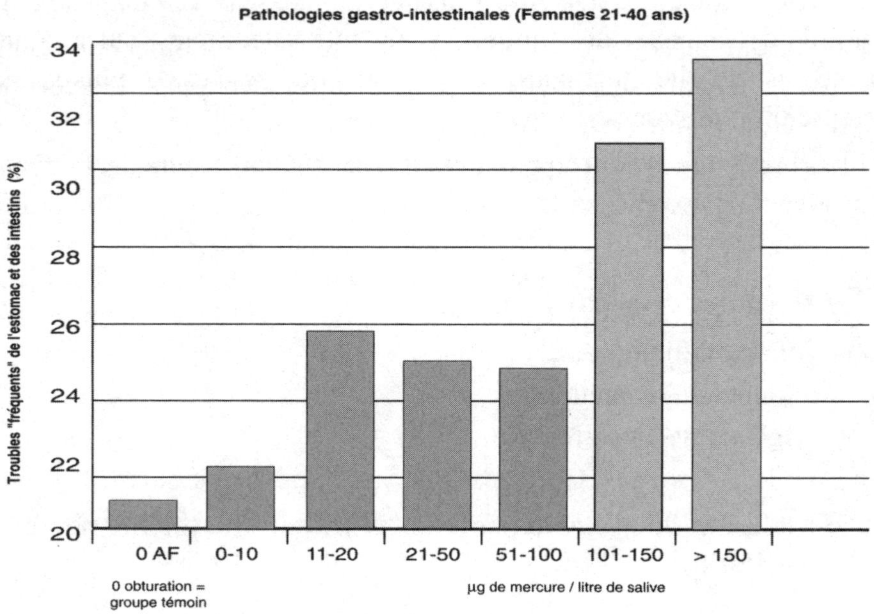

Figure 13 *(Étude de Tübingen)*

– états dépressifs,
– perte d'appétit,
– difficultés de concentration,
– nervosité et agitation,
– perte de coordination des mouvements,
– perte de précision du mouvement volontaire,
– Sclérose en Plaques,
– maladies auto-immunes.

À ce propos, l'étude de TUBINGEN précise : « *la charge en mercure du cerveau est principalement provoquée par des vapeurs de mercure non oxydées, inhalées par les poumons. Étant donné que les concentrations, en vapeurs de mercure, sont de leur côté en corrélation hautement significative avec les concentrations en mercure dans la salive, ceci nous autorise à considérer que le test de la salive est également révélateur de la charge en mercure du cerveau. À notre point de vue, il n'est donc pas inhabituel que dans le présent travail, la symptomatologie du système nerveux central soit en relation avec la* ***concentration en mercure dans la salive*** ».

3/ Maladies gastro-intestinales

Il est logique que l'appareil digestif soit concerné en premier par la pollution due au mercure d'origine dentaire, le bol alimentaire étant chargé de mercure en présence d'amalgames dentaires. L'étude de TÜBINGEN confirme la corrélation entre présence de mercure dans la salive et présence de différentes pathologies que les patients ont du mal à discerner. Il apparaît que, selon la tranche d'âge, les symptomatologies concernant le système nerveux central, le système nerveux végétatif et le tractus intestinal se manifestent de façon plus franche. Il s'agit là d'une manifestation de la différence de résistance aux maladies et de saturation des émonctoires, entre une personne jeune et une personne moins jeune.

La figure n° 13 indique les pathologies gastro-intestinales chez les femmes de 21 à 40 ans. On notera que, avec un taux de plus 100 mg de salive, les perturbations gastro-intestinales sont deux fois plus nombreuses que lorsque le taux de mercure est compris entre 0 et 10 µg par litre. Si on compare un groupe témoin avec un groupe présentant plus de 100 µg par litre de salive, on constate que ces derniers présentent des troubles gastro-intestinaux 200 fois plus nombreux !

Quant à la corrélation avec le mercure dans la salive et les pathologies gingivales, elle est révélée par la figure n° 14 où l'on voit que plus

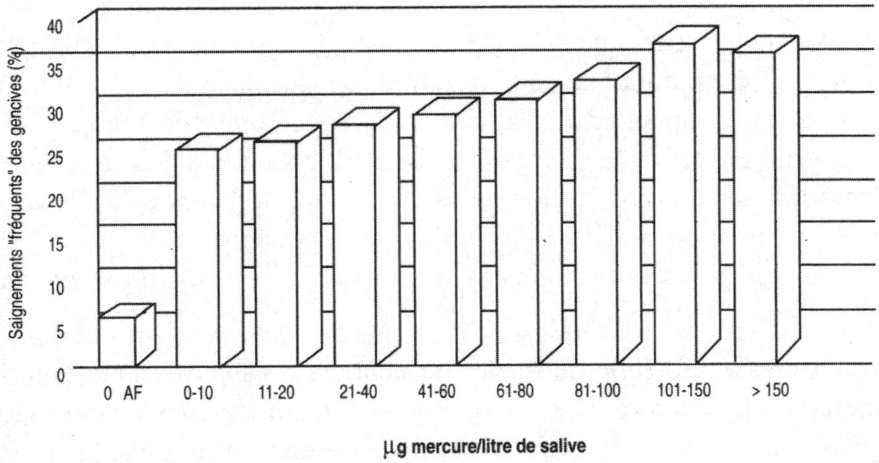

Figure 14 : *Corrélation entre mercure salivaire et saignements de gencives (Étude de Tübingen)*

le taux de mercure dans la salive s'élève, plus le nombre de saignements gingivaux augmente.

À propos des dosages du mercure dans la salive, deux considérations nous semblent d'importance. Lors d'une conférence à Nantes, en début de l'année 2003, nous fûmes interpellés par un représentant de l'Ordre des chirurgiens-dentistes qui déclara que les statistiques de TÜBINGEN n'avaient aucun intérêt et que les confrères utilisaient depuis plusieurs d'années des amalgames de deuxième génération appelés "NON-GAMMA 2". De quoi s'agit-il ?

Rappelons que l'amalgame dentaire est un mélange à parts égales d'un liquide et d'une poudre. Le liquide est du mercure et la poudre est composée d'argent, d'étain, de cuivre et de zinc. L'argent représente environ 70 % de la poudre, les 30 % se répartissant entre les autres composants.

Dans les amalgames "NON GAMMA 2" on a simplement augmenté, de façon très importante, la proportion de cuivre pour diminuer celle de l'argent ! À la question quelle est la différence quantitative de mercure dans un amalgame "NON GAMMA 2" par rapport à un amalgame GAMMA 2, le vociférateur de service a baissé le ton, pour avouer 2 % ! !

Ceci est confirmé par le Bureau Fédéral allemand de Santé ou BGA en 1993 : « ***au point de vue de la charge en mercure les amalgames GAMMA 2 et les amalgames non GAMMA 2 sont identiques !*** »

Deuxième remarque : Les défenseurs de l'amalgame, et ils sont nombreux étant donné le coût du remplacement, laissent entendre que l'alimentation apporterait des quantités importantes de mercure. Le "rapport d'expertise de l'Université de KIEL concernant les amalgames dentaires, sur mission du Parquet du Tribunal de Grande Instance de FRANCFORT-SUR-LE-MAIN", dit tout le contraire : « *L'absorption de mercure provenant des amalgames peut dépasser de* ***plusieurs fois*** *l'absorption de mercure par les aliments* ».

La presse officielle de médecine dentaire a également présenté la libération de mercure dans les obturations en amalgames comme sans danger. Dès 1995, MEYER avait expressivement pris position : « *la thèse selon laquelle la quantité de mercure se dégageant des amalgames serait négligeable, comparativement à la quantité absorbée dans les aliments, ne peut pas tenir debout.* »

2/ Dans les cheveux et dans les selles

Les autres méthodes de dosage du mercure sont la recherche dans les cheveux et dans les selles. Ils permettent d'apprécier pour les premiers, la fixation du mercure ailleurs que dans la substance blanche du cerveau, de la moelle épinière. et de la gaine de myéline des nerfs. Quant à la concentration du mercure dans les selles, ils révèlent le taux d'exonération de l'organisme dans l'émonctoire principal que constitue l'intestin. C'est une mesure pratique et économique pouvant être réalisée à moindre frais et à tout moment pour contrôler aussi bien l'efficacité de la dépose des amalgames, que l'efficacité des traitements de chélation dont nous parlerons plus loin.

Dans la pratique on considère normale la présence 3,60 µg de mercure par gramme de cheveu. Pour ce qui est du mercure dans les selles, les dosages maximums sont les suivants :

- Chez l'enfant de moins de 6 ans, un taux de mercure supérieur à 2 µg par kilo de selles est acceptable.
- Chez l'enfant de plus de 6 ans, l'adolescent et l'adulte, un maximum acceptable est de 10 µg par kilo.

Figure n° 15

Medizinisches Labor Bremen
Dr. med. J.-W. Wittke · Dr. med. A. Gerritzen
Dr. med. H. D. Köster · Prof. Dr. med. W. N. Kühn-Velten
Dr. med. Frauke Bergmann

Ärzte für Laboratoriumsmedizin, Mikrobiologie und
Infektionsepidemiologie, Biochemie; [illegible]

Haferwende 12
28357 Bremen · Germany
Fon : (0421) 2072-0
Fax : (0421) 2072-1[illegible]7
Web : www.mlhb.de

1/1 ΓA

Patient

Endbefund
W

Kasse:
Material: Stuhl
Bem:
Auftr.-Nr.: 3D07 9006
Entnommen am: Eingang: 07.04.03 Ausgang: 29.04.03 Kopie an Patientin

Bestimmung	Resultat		Referenzbereich		Bem.
Echantillon	Stuhl				
Mercure	250000 *	µg/kg	< 6 Jahre > 6 Jahre	< 2.0 < 10.0	

Der Befund ist kontrolliert.

Der Befund ist kontrolliert.

Befund gefaxt am 29.04.2003 um 14:03 an Docteur Montain, Fax:0033.1.69.34.32.62 (durch Frau de

Aktuelle Laborinformation:
SARS (Schweres Akutes Respiratorisches Syndrom): Erregernachweis jetzt mit
der PCR in Nasen-/Rachenabstrichen ohne Transportmedium oder Sputum möglich.
Informationen unter www.mlhb.de und www.rki.de.

*Außerhalb des Referenzbereichs · Fremdleistung validiert durch Herrn Dr. Köster · Akkreditiert nach DIN EN ISO/IEC 17025 DAC-P-0134-01-00-01

Nous avons parfois constaté la valeur de plusieurs centaines de µg par kilo, mais le chiffre-record a été de 250 000, alors que le maximum admissible est inférieur à 10 µg ! ! Il s'agissait en fait d'une personne qui avait mis "la charrue avant les bœufs" et commencé par le traitement de chélation, avant de procéder au dosage du mercure ! Ce chiffre, essentiellement provisoire et temporaire prouve l'efficacité des traitements que nous proposons ! (fig.15)

B – L'ÉLIMINATION DU MERCURE

Il s'agit de la "chélation" du mercure. Ce terme vient du grec "*khêlé*" signifiant "griffe". La chélation a pour but de déloger une substance en l'isolant du contexte chimique et/ou biologique avant de l'éliminer. Les chélateurs extirpent le mercure des sites où il s'est fixé, avant de le rejeter à l'extérieur par les émonctoires principaux que sont :

- intestin,
- reins,
- peau
- poumons.

La chélation nécessite de solides connaissances en :

- médecine dentaire,
- physiologie (mécanique de l'organisme),
- naturothérapie (concept médical respectant le pouvoir d'autoguérison de l'organisme,
- toxicologie.

Elle peut intervenir avant la dépose des amalgames, lui être concomitante ou intervenir secondairement. Dans tous les cas de figures, il sera bon d'exercer un contrôle biologique par un laboratoire indépendant du cabinet dans lequel elle est effectuée. La chélation du mercure accompagnée ou non de la dépose des amalgames dentaires parviendra à déloger le mercure de l'ensemble des sites où il se trouvait :

- matière blanche du système nerveux central,
- matière blanche de la moelle épinière,

– gaine de myéline des nerfs,
– tractus gastro-intestinal,
– tissus mous et durs de la cavité buccale,
– foie,
– pancréas,
– hormones,
– diastases…

Les différentes thérapeutiques de chélation du mercure (aromathérapie, nutrithérapie, phytothérapie, régimes alimentaires, compléments alimentaires) seront d'autant plus bénéfiques et durables qu'ils s'accompagneront de la mise en œuvre des facteurs naturels de santé :

– alimentation adaptée à chacun,
– respiration et dépense musculaire personnalisée,
– gestion du stress par différentes techniques : relaxation, sophrologie, hypnose, auto-hypnose, massages, etc.,
– rééquilibrage du sommeil, si besoin est,
– bon usage du soleil,
– réduction des "overtoniens" (café, thé, chocolat),
– suppression du tabac par des techniques évoquées ci-dessus.

Nous ne citerons que pour information, la chélation par des agents chimiques. Pour les naturothérapeutes que nous sommes, l'idée d'administrer à des êtres humains, lourdement empoisonnés par le mercure, des produits **chimiques** destinés à l'éliminer, **nous choquent profondément**. Il s'agit ici encore d'un concept allopathique, destiné à traiter un symptôme qui, au passage accroît encore la pollution de l'organisme !

Les trois chélateurs chimiques les plus répandus sont : le DMPS, l'EDTA et le DMSA.

Le DMPS (acide 2,3 dimercapto-1-propane sulfonite) est utilisé depuis une trentaine d'années en Allemagne. Nous avons eu de longs contacts avec un confrère allemand, le docteur DAUNDERER de MUNICH, confrère qui a le plus écrit sur les techniques de désintoxication par le DMPS. Le DMPS élimine de l'organisme, le mercure et d'autres métaux uniquement toxiques comme le plomb et le cadmium. **Son action ne se limite cependant et malheureusement pas à cela** : il rejette également des métaux rares présents dans les diastases et les enzymes qui sont les véritables clés de la vie ! On risque donc de se retrouver devant des **pathologies entraînées par l'usage de ces médicaments !**

Il s'agit là d'un reproche général que l'on peut faire à l'allopathie : Elle est capable d'éliminer une pathologie, mais en même temps d'en induire de nouvelles ! On connaît par exemple, les effets des anti-inflammatoires qui, s'ils peuvent soulager des douleurs articulaires, entraîneront des pathologies au niveau de la muqueuse de la paroi gastrique ! Les exemples sont innombrables.

La réponse est toujours la même : des contrôles biologiques seront faits pour estimer la quantité de substances utiles rejetées. Il suffira de prescrire au patient l'équivalent des substances utiles éliminées!

Cela ne nous convainc absolument pas. Nous savons par expérience que les éléments de la nutrition doivent se trouver en combinaison **naturelle**. Par exemple, si vous ingérez du calcium d'origine minérale, il sera purement et simplement rejeté. Seules sont assimilables les substances combinées à d'autres et formant des aliments ou des compléments alimentaires.

Le programme informatique censé gérer nos enzymes et nos diastases est le même que celui de Lucy notre très éloignée ancêtre africaine !

Le DMPS est utilisé à l'heure actuelle en Allemagne et en France (et ailleurs) avec une rigueur qui n'a rien à voir avec celle de DAUNDERER, malheureusement retraité.

La deuxième substance utilisée pour la chélation chimique du mercure est le DMSA (acide dimercaptosuccinique) utilisé surtout en Chine mais également en Allemagne. Il faut savoir que la Chine est devenue l'usine du monde et que certaines zones de son territoire sont tellement polluées que l'observation par satellites est devenue impossible, à cause des nuages saturés en agents polluants et formant un écran opaque !

Le troisième composé chimique est l'acide éthylènediaminetetra-acétique ou EDTA. Cette substance est délicate à manipuler. L'EDTA mobilise le calcium, ce qui peut entraîner des conséquences désagréables ou très fâcheuses pour les patients comme la lipothymie, que le Garnier-Delamare définit de la façon suivante :« *malaise passager caractérisé par une impression angoissante d'évanouissement imminent avec pâleur, sueurs, tintements d'oreilles et vue trouble ; il aboutit rarement à l'évanouissement total.* »

Dans certains cas l'EDTA peut provoquer de véritables évanouissements avec perte de connaissance. Des syncopes peuvent également survenir. Ces inconvénients sont généralement évités lorsque l'injection est lente. Pour notre part, nous n'utilisons ces chélateurs que de façon tout à fait exceptionnelle, **les complexes naturels que nous avons élaborés il y a plusieurs décennies, nous donnant toute satisfaction.**

Le premier de ceux-ci est un complexe de 9 substances, dont l'effet bénéfique dépasse les qualités de chacun pour former une synergie très efficace. Ce complexe comprend :

1°/ De la vitamine C qualifiée aussi de vitamine "anti-scorbutique" ou acide ascorbique. Le scorbut est une maladie connue depuis fort longtemps qui apparaît immanquablement lorsque l'alimentation de l'homme est carencée en vitamines, en légumes crus et en fruits frais au bout d'un laps de temps compris entre 90 et 180 jours. On retrouve cette maladie tout au long de l'Histoire, lors du siège militaire des villes, parmi les troupes en campagne, sur les navires du temps de la marine à voile lorsque les séjours en mer duraient plusieurs mois. Pendant ces longues périodes de stress et d'efforts physiques intenses, l'organisme éprouve des besoins plus importants en vitamine C. En cas de carence, les hommes atteignaient vite leurs limites et défaillaient les uns après les autres.

La présence de principes vitaux indispensables dans les végétaux, comme le citron, l'orange, le persil, les racines de raifort ou le "gratte-cul" (cynorrhodon) étaient connus depuis le Moyen-Age. Le grand problème était celui de la conservation de ces éléments indispensables, car on ne connaissait encore, ni le réfrigérateur, ni le congélateur, ni l'avion ou le train pour les transporter rapidement. On le retrouve encore dans certaines régions du monde, complètement déshéritées, dans les populations indiennes, urbaines ou péri-urbaines, ou encore dans certaines villes ou certaines campagnes misérables d'Afrique. Elle se traduit par des saignements et gonflements de gencives avec des déchaussements dentaires pour finir par la chute des dents. On constate également des hématomes au niveau des muscles, du périoste, du derme, des ulcérations des membres inférieurs, pouvant se terminer par des états d'abattement physique et mental très profond, entraînant parfois la mort. La maladie était observée dans toutes les marines à voiles.

C'est à la fin du XVIIIe siècle que le célèbre marin James COOK imposa aux équipages la consommation régulière de citrons, d'oranges, de chou cru. Il instaura également une hygiène corporelle, inconnue jusque-là ; le scorbut disparut de la marine britannique. Le monde entier l'imita.

Comme d'habitude la sensibilité à une maladie varie d'un individu à l'autre. S'agissant du scorbut, on a constaté que 36 % des individus âgés ont une alimentation carencée en vitamine C. Les pathologies scorbutiques sont plus évidentes chez l'homme que chez la femme. On aurait pu attribuer cela à la différence de consommation de tabac. Il se trouve qu'il n'y a pas de corrélation puisque les femmes fument maintenant aussi souvent que les hommes !

Concernant le tabac, il faut savoir que c'est un grand consommateur de vitamine C et que l'on rencontre souvent chez les fumeurs les symptômes du scorbut au stade initial : déchaussement et saignements des gencives. La majeure partie des animaux synthétisent la vitamine C dans le foie à partir du glucose. Il n'en va malheureusement pas de même chez l'homme, le cobaye et certains primates. La ration minimale quotidienne en vitamine C, serait pour l'OMS de 30 mg. Pour d'autres auteurs, elle varie de 15 à 100 mg par jour avec un minimum vital quotidien de 6,5 mg.

Cet anti-oxydant majeur a des propriétés thérapeutiques nombreuses et importantes.

Au niveau de l'immunité, la vitamine C a plusieurs effets :

- elle augmente la mobilité des polynucléaires neutrophiles (éléments de la lignée blanche du sang) ;
- elle agit sur l'augmentation de la résistance aux infections bactériennes par la synthèse des anti-corps ;
- elle favorise l'augmentation de la transformation des lymphocytes (éléments figurés du sang : "lignée blanche") ;
- elle favorise l'augmentation de la synthèse de l'Interféron (*protection contre un virus assurée par une infection préalable de la cellule ou de l'organisme par un autre virus.* Dictionnaire Garnier-Delamare) ;

- elle augmente la résistance aux infections virales par une action déstabilisante de la paroi du virus ;
- elle joue un rôle dans l'action des catalases (enzyme très importante dans la stratégie anti-infectieuse).

En cas de carence on observe souvent une gingivite scorbutique découlant d'une diminution des défenses gingivales devant les bactéries et les toxines de la cavité buccale.

Les pathologies hivernales (angines, broncho-pneumonies, grippes, etc.) sont bien abrégées par la prise d'acide ascorbique : la durée de la grippe diminue d'environ 30 %.

Par ailleurs, l'apparition du scorbut est favorisée par la carence en fer. La vitamine C favorise la coagulation sanguine, l'absorption du fer alimentaire et son assimilation sous forme de ferritine, ce qui lui fait jouer un rôle fondamental dans la formation de l'hémoglobine. Elle a, de plus, un rôle fondamental dans la formation du tissu conjonctif : celui-ci se résorbe, en cas de carence, entraînant des disparitions de la structure osseuse (ostéoporose des personnes âgées).

L'acide ascorbique est donc indispensable au maintien des structures osseuses, cartilagineuses et dentaires, ainsi qu'à la croissance.

- Il favorise la formation de phényl-alanine et de tyrosine.
- C'est un co-facteur indispensable à la synthèse de la dopamine, de l'adrénaline, de la noradrénaline qui sont des intermédiaires nerveux.
- La vitamine C est un co-facteur indispensable à la synthèse de la carnitine qui intervient dans le métabolisme des acides gras.
- Elle est co-facteur de la transformation du cholestérol en acide biliaire et de la dégradation des substances exogènes, polluants et **médicaments, métaux lourds dont le mercure.**
- Elle a été qualifiée par KOUSMINE, de "*catalyseur ubiquitaire*". HÖJER la considère comme le carburant du métabolisme cellulaire, intervenant dans les diastases ou enzymes et favorisant l'effet de toutes les vitamines.
- Son rôle dans l'élimination mercurielle est basé sur son action dans le métabolisme cellulaire.

On la consommera sous deux formes :

• Chez le sujet sain, la ration alimentaire pourra suffire. Il faudra consommer des poivrons, tomates, épinards, choux, fraises, agrumes, groseilles, et tous végétaux riches en vitamine C. :

– Persil (150 mg pour 100 g),
– Baies et fruits (50 mg pour 100 g),
– Pomme de terre (30 mg pour 100 g).

Par ailleurs, il faut savoir que :

– le lait de vache en contient 5 à 28 mg pour 100 g,
– le lait de femme environ 40 mg pour 100 g,
– le foie 20 mg pour 100 g.

• En cas de pathologies et surtout de maladies auto-immunes dont la Sclérose en Plaques, il y aura lieu de consommer des pastilles de **vitamine C naturelle, comme l'Acérola**.

On considère généralement en France qu'au-delà d'un gramme par jour, l'acide ascorbique est éliminé par les reins. Après les travaux de Linus PAULING et d'autres chercheurs américains, on a prescrit fréquemment aux États-Unis des doses d'acide ascorbique atteignant 100 g ou plus par jour et sur de longues périodes, chez les personnes atteintes de cancer.

Personnellement, nous sommes dubitatif sur ces méga-doses et pensons qu'il faut toujours redouter des problèmes surrénaliens !

2°/ Les bioflavonoïdes de citron

Il s'agit d'extraits naturels de la peau du citron dotée d'une fonction vitaminique P. C'est surtout la Rutine ou vitamine P, proche de la vitamine C et de la vitamine K.

– Comme elle est anti-hémorragique, elle a des effets sur la fragilité capillaire.
– La rutine intervient également sur l'hyper-perméabilité des plus fins vaisseaux et leur friabilité. Elle joue un rôle dans les ecchymoses provoquées à la moindre occasion ou encore apparaissant spontanément : Elle fait partie de ce que l'on appelle "les médicaments des bleus".
– La vitamine P est encore appelée "hespéridine" ou "citrine". C'est un flavone hydrosoluble.

Origines des principaux dérivés :

- la rutine ou rutosine se trouve dans le tabac, la laitue, le sarrasin, les feuilles de pensées, etc.,
- elle peut malheureusement être synthétique, ce qui ne nous intéresse pas,
- l'hespéridine se rencontre dans le citron et dans l'orange,
- l'épicatéchine se rencontre elle, dans l'abricot, l'amande, l'acacia, la noix de kola, l'écorce de chêne,
- la phloridosine dans les racines du poirier, du pommier ou du cerisier : le leucocyanidol dans la partie externe de la graine d'arachide.

Indications de la rutine :

- chocs opératoires,
- dermatoses gynécologiques,
- ecchymoses,
- ascite cirrhotique,
- arthrite,
- eczéma,
- épitaxis,
- exsudation séreuse,
- glaucome,
- érythème noueux,
- hémophilie,
- hémoptysie,
- hydrarthose,
- hémorragies diverses,
- hypertension,
- iritis,
- maladie de Basedow,
- ménopause,
- pleurésie,
- phlébite,
- polyarthrite chronique,
- myxœdème,
- purpura,
- prurit,
- psoriasis,

– rhumatisme inflammatoire,

– scorbut…

En fait, il s'agit d'un **anti-oxydant** intervenant chaque fois qu'il y a une diminution de la résistance capillaire avec risques de rupture vasculaire et hyperperméabilité des parois des vaisseaux. En présence de mercure dans l'organisme, on constate une diminution de la résistance des parois vasculaires, le mercure et autres métaux lourds faisant littéralement exploser le noyau des cellules des parois vasculaires internes. On emploiera donc préventivement la vitamine P pour éviter les hémorragies, par fragilité ou hyperperméabilité des capillaires.

3°/ Les OPC de raisins

Ce sont des oligomères pro-cyanidoliques derniers nés des anti-radicaux libres, polyphénols extraits de pépins de raisin. Les polyphénols se trouvent dans la peau des fruits et des légumes et dans certaines parties des pépins de raisin. L'extraction des polyphénols est délicate et nécessite une quantité importante de matières premières. On considère, à l'heure actuelle, que les polyphénols extraits de pépins de raisin sont des antiradicalaires concentrés, encore plus puissants que les vitamines C et E. On leur reconnaît quatre effets principaux :

– éradication de l'oxydation des cellules,

– augmentation de la résistance des vaisseaux sanguins,

– renforcement de la microcirculation sanguine (dans les capillaires),

– protection des fibres de collagène et d'élastine.

Les oligomères pro-cyanidoliques sont une aide précieuse dans le blocage des effets oxydants majeurs du mercure dentaire.

4°/ Le Sélénium

Le mot Sélénium vient du grec "*séléne*" qui signifie "lune". Il fut découvert en 1817 par le baron suédois JONS JAKO BERZELIUS, chimiste de son état, dans les déchets d'acide sulfurique.

Les résultats du traitement du sulfure se présentent sous des formes variées :

– en poudre, d'aspect rouge brique,

- en substance vitreuse et amorphe, de teinte marron, encore appelé sélénium vitreux,
- en cristaux rouges,
- en cristaux de sélénium gris.

Importance biologique du sélénium

- Il est, depuis longtemps connu comme anti-oxydant **protecteur des membranes cellulaires.**
- C'est un élément indispensable à l'alimentation humaine.

Ses relations avec la vitamine E sont étroites et nombreuses. Plusieurs enzymes dépendent de lui, comme le glutathion peroxydase. Il intervient dans la production des hormones. Le sélénium inhibe l'expression de certains gènes et intervient dans la synthèse des protéines.

Ses effets anticancérigènes au niveau de la molécule sont remarquables. Il permet la prévention du cancer de la colonne vertébrale et de celui du sein. Cette action préventive découle de son effet inhibiteur des cellules cancéreuses et de son action sur la synthèse de l'ADN et de l'ARN. Elle découle également de ses effets sur les protéines et de son influence sur les membranes cellulaires.

Les conséquences de la carence en sélénium

Une équipe danoise a révélé que la dégénérescence de nos capacités due au vieillissement, corrélée au faible taux de sélénium dans l'organisme est directement liée à la carence en cet élément semi-métallique. On a noté par exemple le ralentissement de son activité dans le pancréas des diabétiques. On a observé chez des patients souffrant d'arthrite rhumatismale une baisse du taux de sélénium sanguin. L'asthme est également corrélé à la baisse du taux de sélénium. Chez l'animal, on a observé que le déficit en sélénium était la cause de la dégénérescence du cerveau et du foie et qu'il agissait sur des mécanismes de thermorégulation. Chez les cobayes en état de choc allergique le sélénium a prouvé son effet stabilisateur par sa capacité antihistaminique.

La baisse du taux de sélénium serait responsable, chez l'homme du crétinisme. La baisse de son taux sanguin serait corrélée à la fréquence **de la mort subite du nourrisson** (MSN).

Il interviendrait dans la préservation de la vue par l'augmentation de la photosensibilité de la rétine. Des études faites sur les soldats américains durant la Première Guerre mondiale prouvent que sa carence peut entraîner l'apparition de goitres. Le manque de sélénium serait également important dans l'apparition de la schizophrénie. Des patients atteints d'insuffisance rénale ont été traités avec succès grâce à l'administration de cette substance. Dans les maladies cardiaques, des chercheurs américains ont observé son effet régulateur sur le rythme cardiaque et le prescrivent en prévention, dans l'arythmie.

Effets du sélénium sur les capacités biologiques de l'organisme

Les vertus immunostimulantes du sélénium ont été mises en évidence par les travaux réalisés dans le monde entier. Des études réalisées en Russie ont prouvé son effet stimulant dans l'activité phagocytaire et dans les réponses immunologiques non spécifiques. L'action immunostimulante du sélénium n'est pas encore connue de façon très précise, elle serait fonction des conditions d'absorption des doses et des formes d'application, mais on a constaté que les performances immunitaires sont directement reliées à la présence de sélénium dans le régime alimentaire.

Influence du sélénium sur la pollution et les effets secondaires de certaines molécules chimiques thérapeutiques

Des expériences réalisées en Inde sur des animaux de laboratoire, ont révélé que l'administration de sélénium revêtait un effet protecteur contre **toutes les intoxications mercurielles**, en particulier pour diminuer la toxicité du mercure au niveau rénal. En Allemagne, des expériences ont démontré que l'enrichissement en sélénium dans l'alimentation des porcs avait un effet bénéfique et préventif contre les intoxications dues aux antibiotiques. En Russie, on a prouvé les vertus du sélénium dans la neutralisation des champs magnétiques avec ses conséquences sur les cellules sanguines de l'homme. Il a été utilisé avec succès dans la protection contre certains types de radiations.

Comment ingérer le sélénium ?

Le besoin d'apport extérieur en sélénium est relativement récent. Il est dû au type de culture appliquée aux végétaux que nous consommons, c'est-à-dire une culture productiviste qui insiste sur la **rentabilité** des fruits et légumes et leurs qualités esthétiques conformes à des critères artificiels. Ils sont dépourvus de tous les éléments que leurs lointains ancêtres des cultures potagères possédaient.

Par ailleurs, le globe terrestre, du fait de la multiplicité de l'humanité et de son extension exponentielle est soumis à des pollutions qui n'existaient pas autrefois. De nombreuses souillures chimiques aériennes sont apparues qui ont appauvri notre nourriture ! Nos organismes se trouvent confrontés à des substances inconnues de nos diastases et de nos enzymes. Ces substances génèrent des toxines que nous ne savons pas neutraliser. Des "pluies acides" représentent des pollutions acides qui nous agressent par accumulation dans nos organismes, de métaux lourds et de gaz toxiques.

En 1992, à Stockholm des chercheurs scandinaves ont exposé les résultats de leurs études prouvant que l'exposition à certains éléments toxiques (cadmium, aluminium, **méthyl de mercure**, etc.) freinait l'assimilation du sélénium par l'organisme. De ce fait, surgit l'obligation de faire appel à des apports en complémentation alimentaire.

Sous sa forme "levure", la mieux assimilée, le sélénium est bien le chélateur spécifique des métaux lourds dont en premier lieu le mercure.

5°/ Le bêta-carotène

Il s'agit d'un hydrocarbure tétraterpénique de couleur orangée. C'est lui qui a donné sa couleur à la carotte, dans laquelle on le trouve en abondance. Les sources en sont nombreuses tant dans le domaine végétal, que dans le domaine animal. D'après le docteur POMMIER donnant la définition d'un humoriste : « *il n'y a pas de définition des vitamines. La seule que l'on puisse donner est la suivante : les autres substances vous font mal quand on en prend trop, alors que les vitamines vous rendent malades quand on n'en absorbe pas.* »

On trouve la vitamine A (de la même famille que le bêta-carotène) dans :

abricot
ail
amande
anguille
arachide
arbousier
artichaut
asperge
aubergine
avocat
avoine (flocons)
banane
betterave
beurre
blé et blé germé
bœuf
brocoli
brugnon
carde
carotte
caroube
céleri (branche)
cerise
cervelle
champignon
châtaigne
chicorée
chou ou choux de Bruxelles
chou-fleur
chou-rave
citron
citrouille
cœur (bœuf)
courge
courgette
crème fraîche
cresson
datte
endive
épinard
figue
fève
fenouil
foie
fraise
framboise
fromage blanc à pâte molle et à pâte cuite
gorgonzola
goyave
groseille
haricot
huiles de foie de morue, de flétan, d'esturgeon, de thon
toutes les huiles végétales vierges
huître
lait cru et lait caillé
laitue
lard
lentilles
luzerne
mâche
maïs
mandarine
mangue
melon
millet
mouton
mûre
myrtille
noisette
noix
œuf
oignon
olive
orange
orge
ortie
oseille
pain complet
pamplemousse
parmesan
papaye
pastèque
patate douce
pêche
persil
petit-suisse
piment
pissenlit
poire
pois
tous poissons
poivron
pomme
pomme de terre
potimarron
potiron
prune
pruneau
radis
raisin
rognon
romaine
roquefort
rutabaga
saindoux
sardines à l'huile
scarole
soja
tétragone
thon
tomate
tournesol
veau
volaille

Le bêta-carotène possède des propriétés de celles de la vitamine A :

– il assure la croissance,
– il renforce la lutte contre les infections (en association avec la vitamine C),
– il aide à la cicatrisation des plaies,
– il possède un fonction enzymatique favorisant la désintoxication de tous les métaux lourds **dont le mercure.**

Une notion toute particulière doit être faite concernant le potimarron. Celui-ci possède une teneur en matières sèches (ou matière nutritive) deux à trois fois plus élevée que les autres légumes. Il est déjà riche en magnésium, phosphore, calcium. C'est le champion toutes catégories de la richesse en bêta-carotène. Il est le plus important des 700 caroténoïdes que l'on trouve dans l'alimentation. Il contient trois fois plus de bêta-carotène que la carotte. Son action sur la protection des épithéliums est bien connue, ce qui lui permet son action préventive dans certaines maladies comme le cancer du poumon.

C'est un des anti-radicaux libres puissant et comme toutes les sources vitaminiques naturelles, sa consommation ne peut pas entraîner de surdosage. À la différence de la vitamine A, il ne présente pas de toxicité lorsqu'il est utilisé en complémentation alimentaire.

6°/ Le gluconate de zinc

Le gluconate est la forme la plus assimilable du zinc par l'organisme. Le zinc y joue plusieurs rôles très importants :

– il intervient dans le développement du mésoderme chez le fœtus,
– il favorise la croissance de l'organisme et l'épanouissement des organes génitaux,
– il est présent dans une bonne centaine d'enzymes,
– il intervient dans la synthèse de nombreuses protéines,
– il agit sur la contraction des muscles,
– il favorise la production des lymphocytes (globules blancs),
– il participe à l'équilibre acido-basique sanguin,
– il intervient sur l'odorat, le goût et la vue.

Il s'agit véritablement de la "bonne à tout faire" de l'organisme, permettant la cicatrisation des plaies, l'amélioration des performances sexuelles de l'homme, la stimulation cérébrale, la stimulation de l'immunité (perturbée par le mercure), la remise et le maintien en forme de l'individu **et la chélation des métaux lourds dont le mercure**.

Les substances diminuant son effet ou l'éradiquant sont :

- tétracyclines,
- corticostéroïdes,
- corticoïdes,
- acide salicylique et l'EDTA comme chélateur du mercure, justifiant sa toxicité ce dont nous avons parlé plus haut.

On le trouve dans une alimentation équilibrée.

Les principales sources sont :

– huîtres	(20 à 100 mg par 100 g)
– son du blé	(10 mg par 100 g)
– lentilles	(9 mg par 100 g)
– foie de canard	(7 mg par 100 g)
– haricots	(5,2 mg par 100 g)
– pain complet	(5 mg par 100 g)
– foie de mouton	(3,9 mg par 100 g)
– moules	(3,5 mg par 100 g)
– anguilles	(3 mg par 100 g)
– amandes	(1,5 mg par 100 g)

7°/ Sulfate de manganèse

On le trouve aussi bien dans le monde végétal (10 à 500 mg au kg sec) que dans le monde animal (1 à 30 mg au kg sec). Chez l'homme son taux moyen est de 75 mg. Il intervient dans :

- le métabolisme des vitamines B1, B6 et C,
- les fonctions de reproduction,
- la formation de l'hémoglobine,
- la formation de la thyroxine (l'une des hormones thyroïdiennes),
- l'assimilation des sucres,
- l'assimilation des graisses,
- le ralentissement des phénomènes du vieillissement (raideurs articulaires, durcissement artériel, etc.).

Comme le sélénium, le zinc et la vitamine C, c'est un antioxydant très important.

Il possède, et c'est là son intérêt dans le cas présent, une grande facilité de combinaisons avec la plupart des métaux non ferreux dont le **mercure**.

Sources de manganèse :

– noisettes	(4,2 mg par 100 g)
– grains de blé	(3 mg par 100 g)
– pois secs	(2,7 mg par 100 g)
– haricots secs	(2 mg par 100 g)
– châtaignes	(1,3 mg par 100 g)
– ananas frais	(1 mg par 100 g)

Parmi toutes les combinaisons chimiques du manganèse, la forme sulfatée est la plus efficace, aussi bien dans l'action antiradicalaire (anti-radicaux libres) que dans **les propriétés de combinaisons avec les métaux non-ferreux dont le mercure**, permettant son élimination.

8°/ La silice

Elle est essentielle à l'organisme. On la trouve dans le sang et surtout dans les os où il intervient dans la calcification. Pour se fixer, le calcium utilise la vitamine D mais également le silicium. Celui-ci en coopération avec la vitamine C permet l'élaboration du collagène permettant la souplesse des articulations, des tendons, des artères et des cartilages. C'est un protecteur du système cardiovasculaire et un catalyseur universel, intervenant **dans toutes les réactions chimiques, en particulier, celles qui concernent la désintoxication du mercure.**

On le trouve principalement dans :

– prêle
– oignon

et à une moindre dose dans :

– ail
– échalote
– ciboulette
– pain complet
– fraises
– haricots
– pomme
– pruneaux
– graines de soja
– son de riz.

9°/ La vitamine E

Ce terme global désigne l'ensemble des tocophérols. La vitamine E est un bon anti-oxydant (ou anti-radicalaire) qui en fait un élément de **choix dans le traitement de la désintoxication mercurielle.**

Elle fut considérée dès sa découverte en 1920, comme facteur de carences. En 1936 elle était obtenue à partir de l'huile de germe de blé, et sa synthèse fut effectuée en 1938. Grâce à sa fonction anti-oxydante, elle a un rôle protecteur vis-à-vis d'autres vitamines comme la A ou la F. Ceci explique que la carence en tocophérols entraîne un déficit vitaminique et hormonal. Par opposition à d'autres vitamines hydrosolubles, comme la A et la D, la vitamine E est dénuée de toute toxicité, même à dosage conséquent.

Elle a de nombreuses vertus, en particulier elle agit comme agent anti-inflammatoire dans la maladie de Dupuytren.

En cas de maladies cardiovasculaires fréquentes chez les individus intoxiqués par les métaux lourds (comme ceux du tabac ou des amalgames dentaires), elle diminue les douleurs entraînées par la carence en oxygène du muscle cardiaque. La liste des avitaminoses est importante. Voici celle que dresse le docteur POMMIER :

acné,
adhérences post-opératoires,
allaitement (hypogalactie),
aménorrhée,
angine de poitrine,
arthérite des membres inférieurs,
arthérite rétinienne,
atrophies musculaires,
avortement,
azoospermie,
confusion mentale,
dégénérescence rétinienne,
diabète,
dystrophie du nourrisson,
dystrophies musculaires, (myopathie congénitale),
gangrènes,
grossesse,
hémorragies utérines,
hypo-folliculinisme,
impétigo,
impuissance,
incontinence d'urine,
lumbago,
lupus érythémateux,
maladie de Charcot,
maladie de Dupuytren,
maladie de Parkinson,
ménopause,
myalgies,
myocardites,
myotonies congénitales,
névroses,
oreillons,
otosclérose,
phlébite,
poliomyélite,
prurit vulvaire,
puberté retardée,
purpura,
psychose puerpérale,
sclérodermies,
scléroses,
stérilité,
thromboses,
troubles encéphalopatiques du nouveau-né,
troubles de la spermatogénèse,
ulcères variqueux,
varices,
vulvites…

Étant donné son abondance dans le monde végétal et animal, les sources des tocophérols sont nombreuses.

Les sources végétales sont :

– les légumes verts : épinards, salade, chou, cresson, etc.,
– les graines germées : lentilles, blé, sarrasin, etc.
– les graines oléagineuses et les huiles qui en sont extraites (première pression à froid) : olives, noix, amandes, arachides…
– le pain complet biologique au germe de blé…

Les sources animales sont :

– produits laitiers,
– foie (bœuf),
– œuf (jaune),
– muscles,
– hareng frais,
– saumon frais,
– tissus adipeux,
– lard,
– viande jeune (poulet, agneau, veau).

Les besoins en vitamine E sont variables pour chaque individu. Ils sont augmentés pendant la croissance ou l'adolescence ainsi que pendant les périodes de stress et lors de la ménopause.

Les quantités de vitamine E nécessaires par jour sont estimées à 10-15 mg par jour. Ces besoins sont couverts par 400 g de beurre ou 10 ml d'huile de lin ou encore 2 ml d'huile de germe de blé.

Toutes ces substances sont nécessaires à la chélation du mercure. Leur réaction synergique est remarquable ; elle est concrétisée dans "EXOMERCUR" "base" du Laboratoire LPAE. Cette composition existe depuis plusieurs dizaines d'années. Elle a été modifiée et affinée avec soins en fonction des résultats obtenus et des dosages biologiques effectués dans des laboratoires spécialisés.

La dernière version est d'une efficacité exceptionnelle ! La petite histoire du dosage malencontreux à 250 000 µg effectué en phase active du produit montre son efficacité.

Elle démontre que **le composé est beaucoup plus efficace que les chélateurs chimiques (DMPS, DMSA, EDTA) sans en présenter aucun des inconvénients !**

1°) Nous utilisons également une autre composition phytothérapeutiqus contenant :

1°) la Coriandre *(Coriandrum sativum)*

On sait depuis DIOSCORIDE, médecin grec du Ier siècle, que c'est un anti-inflammatoire de choix.

La Coriandre lors de l'élimination mercurielle (comme celles du cadmium et du plomb) est une aide de choix. Elle mobilise les métaux lourds logés dans le noyau de la cellule et dans les espaces environnants.

Lors d'une chélation, les toxines et les toxiques (ce que l'on nomme en naturothérapie la CMTLH : "chimique et métabolique toxolymphémie") sont mobilisés et si abondants qu'ils seraient capables de réintoxiquer l'organisme, après avoir été délogés des zones où ils séjournaient.

Il y aura donc lieu d'intervenir au niveau intestinal soit en utilisant du charbon animal ou végétal, soit encore en utilisant de la Chlorella pour absorber lesdits déchets.

Dans ce cas de figure, la Coriandre facilite la digestion et élimine les gaz : ce sont là ses vertus dites "carminatives". Pendant la convalescence des maladies infectieuses, elle apporte une aide précieuse en stimulant l'appétit et en augmentant le tonus de l'organisme.

Enfin elle combat efficacement la mauvaise haleine ou "halitose".

Elle constitue un excellent tonique cérébral et un remarquable antidépresseur.

2°) la Chlorella

La chlorelle est une micro-algue unicellulaire, se développant à l'état naturel dans les lacs et les rivières et possédant des vertus immuno-stimulantes parfaitement adaptées au traitement de l'intoxication mercurielle, dans la mesure où le mercure lui, est immunodépresseur !

Elle a des propriétés antivirales, en particulier contre le virus de l'herpès.

Elle mobilise les toxiques.

Elle reconstitue la flore intestinale et favorise la digestion souvent perturbée par le mercure.

Elle stabilise la glycémie.

Elle possède tous les acides aminés.

Elle contient du méthylcobalamine (vitamines B6 et B12) qui favorise le bon fonctionnement du système nerveux dont la substance blanche est fréquemment envahie par le mercure, c'est le cas dans la Sclérose en Plaques.

Elle est riche en porphyrine favorisant la mobilisation de tous les métaux.

C'est un agent alcalinisant, élément important dans la stratégie anticancéreuse.

Enfin, elle est riche en zinc, en magnésium et en manganèse, trois éléments intéressants dans la chélation du mercure et en vitamines dont le bêta-carotène.

La Chlorella utilisée lors de la chélation du mercure doit être choisie avec soin. C'est un produit (et non des moindres) pouvant être riche en mercure et autres métaux lourds ! C'est le plus souvent le cas des produits provenant du Sud-Est asiatique.

3°) l'Ail des ours *(Allium ursinum)*

D'après MATTIOLE (médecin italien 1500-1577), « *il chasse les vermines logées au corps et provoque à uriner... L'ail cuit guérit les maux de dents si on le tient en bouche.* »

Ses propriétés sont proches de celles de l'ail cultivé (avec cependant une tolérance plus délicate à dose excessive). Il favorise le métabolisme et harmonise la fonction digestive par son action bienfaitrice sur la flore intestinale, mise à mal par le mercure.

C'est un désintoxicant majeur dans les pathologies induites par le mercure dentaire.

Il protège les globules blancs et rouges contre l'oxydation due aux métaux lourds.

Grâce à ses composants soufrés, il solubilise le mercure et d'autres métaux, rendant ainsi possible leur élimination.

Il contient du sélénium, chélateur des métaux lourds par excellence.

Enfin, il renferme de l'alliine, à l'origine de l'allicine, puissant antibiotique naturel.

Ce deuxième composé phytothérapeutique a longtemps complémenté le premier (EXOMERCUR "BASE". Après s'être présenté en préparations magistrales il est à présent diffusé sous le nom d'"EXOMERCUR PHYTO PLUS".

Traitement de l'infiltration du mercure dans les tissus durs de la dent (émail, dentine et cément)

Les zones dures de la dent ne sont pas imperméables : l'émail présente, au microscope à balayage, un aspect en "nid d'abeilles". La dentine et le cément sont remplis de tubili et de vacuoles (fig.16 et 17) qui se remplissent de mercure lorsqu'une dent est obturée à l'aide d'un amalgame. En effet, le tassement de l'amalgame dans la cavité, après évacuation des zones cariées, laisse échapper du mercure qui va envahir, au cours des années, l'ensemble de la masse dentaire. Il est donc intéressant de chercher à chélater le mercure dans les dents, dans celles qui étaient ou sont porteuses d'amalgames et dans celles qui ne l'étaient pas ou ne le sont toujours pas.

Que l'on dépose les amalgames pour les remplacer par d'autres matériaux, ou qu'on les conserve pour différentes raisons (dont les raisons économiques), il est important d'agir *in situ* pour évacuer le mercure emmagasiné dans les tissus dentaires durs.

C'est pour cette raison que nous avons utilisé l'huile essentielle de la Coriandre, en solution alcoolique, à mélanger à l'eau tiède du bain de bouche. Les résultats sont là :

- les rinçages avec EXOMERCUR "Bains de bouche" (LPAE) éliminent beaucoup plus de mercure que l'eau pure.
- les dosages mercuriels dans la salive (après mastication de chewing-gum sans sucre) avant et après le traitement, sont clairs : le taux mercuriel a diminué après les bains de bouche avec EXOMERCUR "Bains de bouche" ! (Voir *Traité d'Aromathérapie*

Orifices des “Tubuli” de l ivoire dentaire

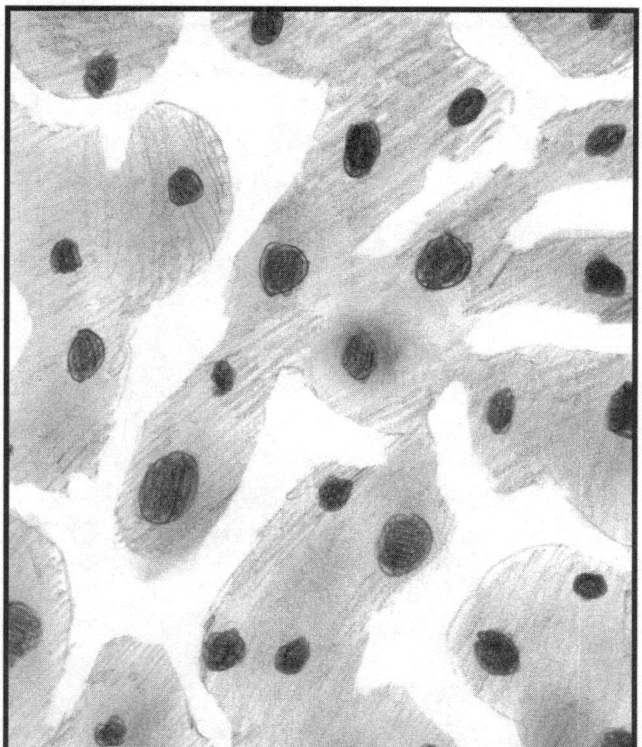

Figure n° 16

Surface de l'Émail en microscopie à balayage Aspect "nid-d'abeilles"

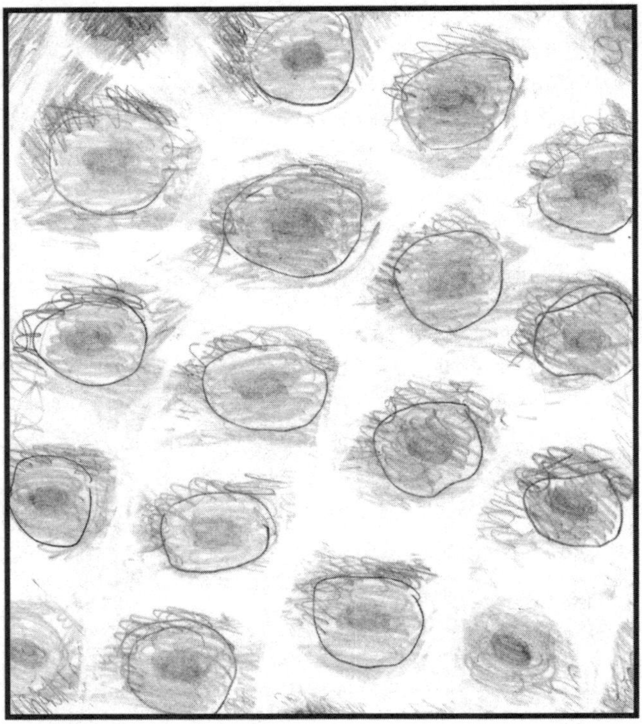

Figure n° 17

bucco-dentaire et *Les Dangers des plombages* (Guy Trédaniel Éditeur).

4/ Les traitements aromatiques

a) Brève histoire de l'aromathérapie

L'utilisation de plantes aromatiques contenant des aldéhydes et des phénols antiseptiques comme la cannelle, le thym, la sarriette, le girofle remonte à l'antiquité. La Chine, l'Inde, la Perse (actuel Iran) distillent ces plantes depuis très longtemps. L'empereur de Chine, Huangdi, au XXe siècle avant Jésus-Christ, décrivait déjà les propriétés de la rhubarbe, du grenadier et de l'opium ! Quarante siècle avant notre ère, en Égypte, on savait déjà préparer une essence de conifères. On chauffait pour cela du bois de cèdre dans un récipient dont l'orifice était operculé par des fibres de laine. On extrayait ensuite facilement l'essence qui y était retenue, en comprimant le matériau laineux.

D'après l'historien Hérodote (484-420 avant J.-C.), considéré comme "père de l'Histoire", les cadavres étaient embaumés par les Égyptiens du temps des Pharaons de la façon suivante : des modèles de morts en bois sont d'abord présentés à la famille. Le choix s'effectue, des modèles les plus onéreux représentant Osiris à d'autres, beaucoup moins chers. Pour les plus désargentés, on utilisait des techniques de salage avec l'emploi d'huile de cèdre, secondairement retirée du corps, au bout de 60 jours, avant qu'il ne soit rendu à la famille. Pour les plus fortunés, la technique utilisée était la suivante : le cerveau était tout d'abord extrait par les narines, avec un instrument métallique recourbé. Les autres organes intra-crâniens était détruits à l'aide de drogues. Le corps était ensuite incisé par le côté à l'aide d'une pierre d'Éthiopie tranchante, permettant ainsi l'extraction des viscères, secondairement nettoyés et passés au vin de palme. La cavité abdominale était secondairement remplie de myrrhe, de cannelle et autres végétaux odorants, avant d'être recousue.

Dans la Grèce antique, on utilisait également les parfums à visée thérapeutique. À la fin du siècle de Périclès, Hippocrate luttait contre la peste par des fumigations aromatiques. Les médecins grecs savaient déjà anesthésier les malades à l'aide de macérations de plantes dans du vin. Dioscoride, au Ier siècle de notre ère, connaissait les vertus anti-infectieuses, toniques et diurétiques de l'oignon (*Allium cepa*). Ce n'est que beaucoup plus tard que l'on admit le rôle infectieux de ce végétal et que l'on se rendit compte que vis-à-vis du staphylocoque ou d'autres germes, l'oignon se comporte à la façon d'un antibiotique. Des études récentes ont prouvé que ses constituants, que sont : le soufre, la silice, le fer, les sels de potasse, l'iode et les phosphates, favorisent son action antibactérienne.

Avant la dernière guerre déjà, on connaissait les vertus antidiabétiques de l'oignon, basées sur la glucoquinine. Les vertus aphrodisiaques, bien connues d'*Allium cepa* ont été confirmées par des travaux contemporains, de même que ses vertus antiphlogistiques, en cas de piqûres de guêpe, par exemple. Par contre, son efficacité en cas de congestion cérébrale ou sur les taches de rousseur, n'a pu encore être expliquée.

La grande médecine arabe, véritable pont entre la médecine hippocratique et la médecine contemporaine, avec l'école de Montpellier, n'a cessé de préconiser l'usage de la phyto-aromathérapie. Dans la Rome antique, existaient des cultures de plantes aromatiques à usages thérapeutiques et le poète latin Horace (65-8 avant J.-C.) écrivait : « *Beaucoup de choses renaîtront qui étaient depuis fort longtemps oubliées* ».

L'aromathérapie apparaît en Europe aux environs du XIIIe siècle. Les huiles essentielles sont commercialisées par les maîtres gantiers qui, seuls ont le droit d'imprégner les gants qu'ils fabriquent, à l'aide de divers parfums.

Au XVIe siècle, on connaissait déjà les essences de cannelle, d'amande amère, d'aspic, de genièvre, de rose et de sauge.

Au XVIe siècle, de nouvelles essences apparaissent, ce sont : la cardamome, la camomille, l'anis, l'aloès, l'angélique, le citron, la coriandre, l'absinthe, le fenouil, le laurier, le girofle, la lavande, le cumin, le thym, le santal, la sarriette, la menthe, l'origan, la myrrhe, l'orange, le safran, le poivre, l'hysope, la marjolaine, le serpolet, la muscade, le macis, la mélisse et la tanaisie.

Tout autour du bassin méditerranéen on voit fleurir alors le commerce des essences aromatiques.

Au XVIIIe siècle la plupart des essences que nous connaissons à l'heure actuelle sont isolées après élaboration de celles de thuya, de cyprès, de moutarde, de valériane, etc.

À la période du Roi-Soleil, la rareté d'une véritable hygiène corporelle, ainsi que la mode de la botanique permettent la création d'une quantité de parfums, de crèmes de cosmétiques au nom des célébrités de l'époque. L'incongruité du mélange d'odeurs corporelles et naturelles avec les parfums atteint de tels niveaux que Louis XIV finit par faire interdire, purement et simplement, l'utilisation des parfums à la Cour !

Au XXe siècle, la chimie permet les premières synthèses. En 1876, la première usine destinée à la production de parfums synthétiques entre en fonctionnement à Paris. C'est le début de la consommation de tous les produits de synthèse que nous rencontrons dans la cosmétique, l'alimentation et l'agriculture contemporaines : colorants, conservateurs, insecticides, pesticides et traitements phytosanitaires. "*L'homo occidentalis*" naissait qui, massivement consommateur d'antibiotiques, anti-inflammatoires, hormones de synthèses... **démolit sa vie et celle du globe terrestre, à l'aide d'une quantité effrayante de produits artificiels** et des déchets individuels et industriels qui leur sont attachés. Bien heureusement, depuis la fin du siècle dernier, nombre de médecins, physiciens, pharmaciens et chercheurs, ont lutté pour la conservation et la renaissance de la phyto-aromathérapie. En France, le néologisme "aromathérapie" a été fondé dans les années 1920 par R. M. GATTEFOSSE. Le flambeau a été repris par de nombreux scientifiques dont le professeur Léon BINET, le docteur Jean VALNET, le docteur PENOEL ainsi que messieurs FRANCHOMME et surtout MAILHEBIAU, auteur de *La Nouvelle Aromathérapie.*

En Allemagne, ce furent CLARUS et DRAGENDORF qui, au siècle dernier, portèrent la bannière de la phyto-aromathérapie, suivis plus près de nous par, FROHNERE, CZAPEK et UEBELE. Dans les pays de langue anglaise, des scientifiques comme TANNER, MILLER et READ ont perpétré et amélioré la phyto-aromathérapie, comme les Italiens CAROSI, ROVESTI et CEREVOLI l'ont fait dans leur pays. En Suisse, où les intérêts pharmaceutiques sont puissants, la controverse est parfois rude entre tenants de la chimie et médecins pratiquant les médecines naturelles.

Dans l'ensemble du monde industrialisé on assiste à l'apparition d'un formidable intérêt pour tout ce qui concerne la nature. Cette "*collaboration avec la nature*" (professeur SAVY), revêt un caractère de plus en plus scientifique, tant pour ce qui concerne la naturothérapie que ce qui touche à l'aromathérapie, discipline de moins en moins empirique et de plus en plus biologique, physiologique et biochimique.

b) Qualité des huiles essentielles

Dans la période de tension économique que nous connaissons, la tentation est grande pour les commerçants d'utiliser des huiles essentielles moins onéreuses que d'autres, voire des arômes synthétiques. Il est donc indispensable de connaître précisément la qualité des produits que l'on va utiliser. Pour ce faire, trois précisions sont indispensables pour qualifier une huile essentielle :

– l'espèce botanique,

– l'organe producteur,

– la spécificité biochimique.

1 – L'espèce botanique

Dans une même famille végétale, peuvent cohabiter des individus très différents. Chacun d'eux possède une particularité aromatique et l'essence que l'on peut en extraire est tout à fait spécifique. On a donc pris l'habitude de faire suivre le nom du genre botanique d'un qualificatif et éventuellement de la variété. *Lavendula* est un genre qui regroupe plusieurs espèces : *vera, stoechas, spica, hybrida*. On parlera donc d'une espèce botanique précise : *Lavandula hybrida* (Lavandin); *Lavandula vera* (ou lavande vraie), etc.

Pour ces deux espèces de lavande, *hybrida* et *vera,* il existe également des variétés, comme "fragans" ou "maillette", selon l'origine de la plante : sauvage ou cultivée. Pour ce qui concerne *Lavandula hybrida*, plante de culture, il y aura lieu de préciser la variété : "abrialis" ou "super" ou "grosso" (la plus fréquente).

Pour ce qui est du thym (*Thymus*), la précision est également indispensable. Il peut s'agir en effet du *Thymus serpyllum*, du *Thymus vulgaris*, du *Thymus Zygis* ou encore du *Thymus satureioides*. Les huiles essentielles extraites de ces espèces aromatiques sont en effet, complètement différentes, tant au plan quantitatif, qu'au plan qualitatif. Tout comme pour le changement d'identité, du "bar" pêché en Atlantique, qui devient le "loup" consommé dans le Sud-Est, il y aura lieu de se méfier, des appellations françaises simples comme "Verveine" ou "Citronnelle". En effet, l'huile essentielle de verveine provient de *Lippia citriodora,* mais l'appellation "verveine" concerne beaucoup d'autres huiles, en particulier celles des cymbopogons, comme le *Cymbopogon citratus*.

Les appellations fantaisistes de "citronnelle" ou de "mélisse", sont trompeuses, cette dernière par exemple, devant être extraite de la rare et chère *Melissa officinalis*, pour être authentique. Dans la recherche du profit maximum, tout aura été inventé, en particulier l'usage de produits de synthèses ou encore la vente d'huiles essentielles n'existant pas à l'état naturel, ce qui est le cas par exemple pour l'huile essentielle d'aubépine. L'appellation latine est donc absolument indispensable, car c'est celle qui est utilisée dans la nomenclature botanique et qui évite toute confusion entre les espèces.

2 – L'organe producteur ("o.p.")

Chacun s'est rendu compte de la différence existant entre l'organe producteur des huiles essentielles. Tout le monde connaît par exemple la différence de goût entre le jus du citron et celui du zeste. Dans la famille des rutacées (*Citrus*) on connaît l'odeur particulière de la fleur d'oranger (*Citrus aurantium*) que l'on ne retrouve nulle part ailleurs. C'est pour cela qu'elle est utilisée dans de nombreuses préparations culinaires. De la variété "amara" de *Citrus aurantium* on extrait différentes huiles essentielles selon que l'on ait affaire aux feuilles (Petit Grain Bigarade : PGB), aux fleurs (Néroli bigarade), à l'écorce ou encore à la peau du fruit, en ce cas on aura une essence de zestes d'orange.

3 – La spécificité biochimique ("s.b.")

Depuis quelques dizaines d'années, on sait que selon les conditions dans lesquelles le végétal évolue (nature du sol, climat, latitude, altitude) une espèce botanique végétale bien définie est capable de donner des essences complètement différentes. Ces conclusions ont été élaborées à la suite de l'étude d'une espèce bien définie, *Thymus vulgaris,* fréquemment rencontrée dans les garrigues méridionales. La spécificité biochimique est une indication qualitative du ou des composants permettant à l'huile essentielle, une action thérapeutique définie.

Prenons par exemple, l'exemple du romarin. En réalité *Rosmarinus officinalis* peut, selon la zone géographique dans laquelle il pousse, contenir des principes thérapeutiques complètement différents. Le 1,8 cinéole, par exemple, est majoritaire au Maroc, on l'appellera :

– *Rosmarinus officinalis* s.b. 1,8 cinéole.

Dans les garrigues de Provence ou du Languedoc c'est le camphre qui est prédominant. Le romarin de ces régions portera la dénomination suivante :

– *Rosmarinus officinalis* s.b. camphre.

En Corse, on trouve dans le romarin, en plus du 1,8 cinéole et du camphre, de l'acétate de bornyle mais aussi une cétone : la verbénone. Le romarin s'appellera alors :

– *Rosmarinus officinalis* s.b. acétate de bornyle, verbénone.

Cet exemple nous montre bien l'importance de la spécificité biochimique. En effet, *Rosmarinus officinalis* est considéré comme régulateur des fonctions hépato-biliaires. Cette caractéristique se rapporte en effet, à l'huile essentielle de *Rosmarinus officinalis* s.b. acétate de bornyle, verbénone. Elle ne concerne en aucune manière *Rosmarinus officinalis* s.b. camphre, qui, elle, au contraire, est hépato-toxique. C'est pour cette raison, que lorsque nous entendons des auteurs parler de "romarin", sans autre précision, comme ce fut même le cas à Grasse (1er Congrès de médecine aromatique intégrée), nous ne pouvons les prendre au sérieux !

À la recherche de toujours plus de rigueur, l'on fera bien de tenir compte du fait que la nature des huiles essentielles est non seulement influencée par la latitude, l'altitude et le climat, mais également par la saison et le cycle végétatif qu'elles suscitent. *Satureja montana* (la sarriette des montagnes) contient, en hiver une grande quantité d'hydrocarbures terpéniques. L'oxydation de ceux-ci, à la fin d'été, entraîne une concentration massive en phénol. La récolte devra donc intervenir à la période optimale du cycle végétatif.

Fort utiles à l'homme, à condition d'être bien définies et correctement utilisées, les huiles essentielles font, comme nous venons de le voir, partie intégrante du système immunitaire de la plante, destiné à la protéger contre des conditions climatiques défavorables mais également contre les agressions biologiques extérieures.

Odorat et thérapeutique (cf. *Les Syndromes secs* – Guy Trédaniel Éditeur)

Les sociétés antiques (Chine, Inde, Égypte, Perse, Grèce, Rome) utilisaient largement les parfums et avaient pleinement conscience de la dimension spirituelle des odeurs. Dans les religions et leurs nombreux rituels, l'usage des parfums et des aromates était parfaitement établi et codifié. Ces civilisations affirmaient largement l'origine divine des parfums, parfois considérés comme "célestes" : l'encens, la myrrhe, le santal, la rose ou le jasmin.

En Grèce, l'origine des parfums et des fleurs était attribuée à Aphrodite, la déesse de l'Amour. Mais les parfums ne restent pas l'apanage des dieux et selon la légende, après que Pâris eût assisté à la toilette d'Aphrodite, qui s'enduisait de parfums célestes, il révéla la recette à la Belle Hélène, qui diffusa les formules parmi les hommes.

Plus près de nous, c'est en Égypte que l'on composa les parfums les plus élaborés, destinés à vénérer les divinités et à embaumer leur représentation. Différentes recettes du parfum le plus célèbre de l'Antiquité, le kyphi, sont parvenues jusqu'à nous. Selon Plutarque, il contenait entre autres, du genièvre, de la cardamome, de la myrrhe, du cyprès et du jonc aromatique.

Le mélange de ces produits n'est pas fait au hasard. Il répond à un processus très précis, qui est lu en cours de préparation aux personnes chargées de cette mission. L'odeur qui s'échappe de la mixture en cours de préparation pénètre l'organisme des participants, le détend, l'incite au sommeil, oubliant le tracas du quotidien. Les connaissances de l'Égypte ancienne furent transmises aux Hébreux et la Bible renferme des indications très précises sur l'usage des parfums sacrés. Dans "Exode 30-40" on peut lire : « *l'Éternel dit à Moïse : prends des aromates, du stactée, de l'onyx, du galbanum et de l'encens pur en parties égales. Tu en feras un parfum à brûler, composé selon l'art du parfumeur. Il sera salé, pur et sain...* »

Dans l'Évangile selon Marc (14-3) on trouve le récit suivant : « *comme Jésus était à Béthanie, dans la maison de Simon le Lépreux, une femme entra pendant qu'il se trouvait à table. Elle tenait un vase d'albâtre qui renfermait un parfum de nard pur, de grand prix ; et, ayant rompu le vase, elle répandit le parfum sur la tête de Jésus* ».

Les Grecs, puis les Romains découvrirent que les parfums, en plus de leur vocation thérapeutique d'ordre divin, possédaient plus prosaïquement des capacités de séduction amoureuse, toujours utilisées de nos jours. Depuis le fond des temps la littérature témoigne de l'utilisation érotique des parfums et aromates, sous toutes leurs formes, y compris les huiles et les onguents.

Dans la Grèce ancienne, l'utilisation des parfums fut portée au plus haut degré de raffinement : onction corporelle, mélange de parfums pour la tête, essence déversée sur les convives. On se racontait tous les ragots de la cité dans des parfumeries d'où l'expression "mettre quelqu'un au parfum".

Au Moyen-Âge l'usage des parfums fut surtout religieux. Puis les croisés rapportèrent d'Orient le goût du luxe et donc des parfums. Malheureusement l'hygiène ne suivait pas et les parfums étaient censés couvrir les puanteurs naturelles.

CORBIN dans sa remarquable *Histoire des odeurs aux XVIIIe et XIXe siècles* raconte que : « *une respectable vieille dame, troublée de retrouver dans l'entourage de Louis XVIII des odeurs excrémentielles qui régnaient dans le Versailles de Louis XVI, confie à Viollet-le-Duc que cette marque de désinvolture aristocratique à l'égard de la puanteur de merde, avive la nostalgie de sa jeunesse perdue et de l'Ancien Régime disparu.* »

Le Siècle des Lumières avec sa conscience hygiéniste et son amour du rationnel, s'attaque aux miasmes putrides, omniprésents dans les cités et tenus pour morbides. La construction des égouts débute dans les villes.

Au XIXe siècle, on célèbre la magie des parfums qui mêlés au romantisme, et à son culte mystique de la nature : « *Tout est parfums, tout est sons* », écrit Victor Hugo. Tandis que plus tard Baudelaire parlera d'un « *or retentissant où mon âme peut boire à grands flots, le parfum, le son et la couleur* ».

Comme son nom l'indique l'aromathérapie possède un mode d'action olfactif. À l'intérieur de la muqueuse olfactive se trouvent des récepteurs qui vont passer à travers la "lame criblée" de l'ethmoïde pour atteindre le bulbe olfactif situé à la base du cerveau. De là les fibres convergent vers le cerveau limbique ou cerveau primitif et le message olfactif sera connecté avec le thalamus et l'hypothalamus. (Fig.18).

Le thalamus fonctionne comme un centre d'intégration de toutes les stimulations. C'est le véritable centre de sensations comme la faim ou

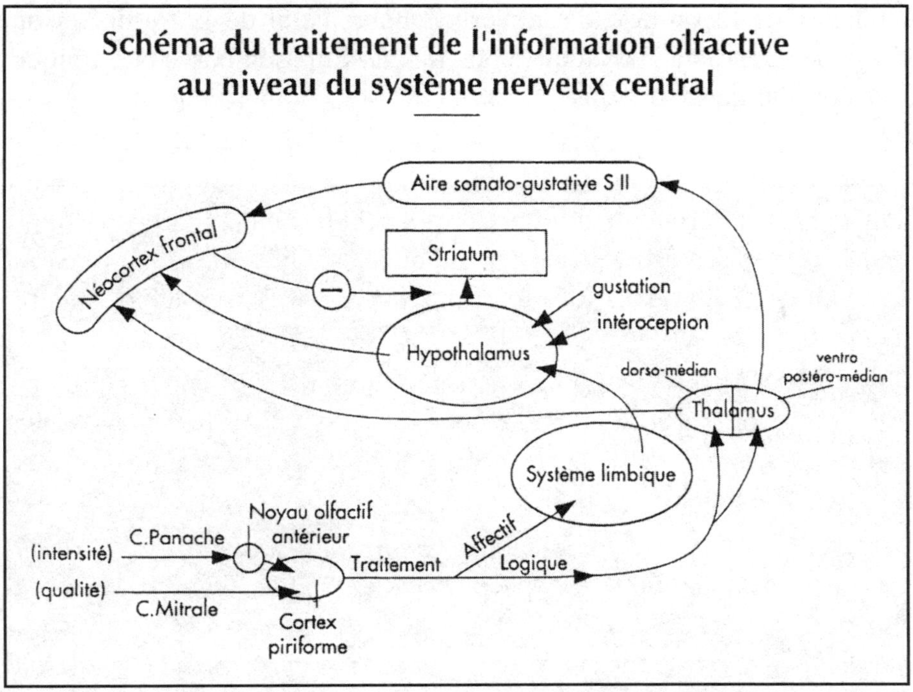

Figure n°18 : Méthodologie Philippe MAILHEBIAU

la soif, l'origine de certains comportements comme la rage, la docilité, l'obéissance, etc. Les informations seront ensuite envoyées au néocortex et sa réaction induira un comportement.

Depuis le système limbique l'information sera envoyée à l'hypothalamus, cerveau végétatif et endocrinien, en charge entre autres, de l'activité hypophysaire. L'hypophyse ou glande pituitaire est le véritable "chef d'orchestre" de l'organisme tant son action est étendue sur de nombreuses glandes endocrines.

On peut dire que la perception des odeurs est en relation immédiate avec de très nombreux comportements. Mais le monde des odeurs est hors du champ de la conscience ; la mémoire olfactive ne peut être datée. On ne peut se rappeler si les souvenirs liés à certaines odeurs sont anciens ou récents. Ce qui est retenu, c'est l'émotion du parfum. Par ailleurs, la perte de l'olfaction est une véritable privation des repères historiques et émotionnels.

Le monde dans lequel nous vivons glorifie la pensée et la raison.

Il a tendance à déconsidérer l'affectivité, c'est là une explication au développement de nombreuses pathologies modernes.

La seule façon pour le cerveau gauche, celui de la froide raison, d'agir sur le monde physique, c'est de passer par le cerveau limbique, celui de l'affectivité.

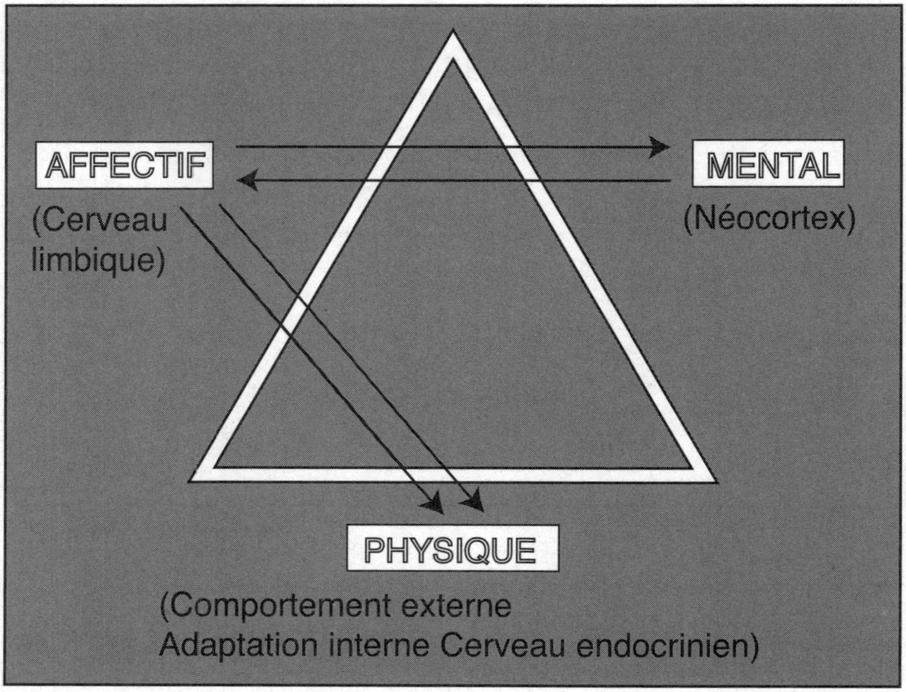

Figure n° 19 : Méthodologie Philippe MAILHEBIAU

L'AROMATHÉRAPIE, POURQUOI ET COMMENT ÇA MARCHE ?

(D'après *Traité d'Aromathérapie bucco-dentaire* – Guy Trédaniel Éditeur)

Nous entrons avec l'aromathérapie dans le monde des odeurs. Nous sommes dans l'espace de l'affectivité, de l'émotion, du "çà" des psychanalystes, du "es" de GRODDECK.

Le monde des odeurs, et son histoire sont développés dans deux de nos précédents ouvrages : *Les Dangers des plombages* et les *Syndromes secs*, parus chez Guy Trédaniel Éditeur.

La figure n°19 explique le mécanisme d'action de l'olfaction.

Les molécules odorantes entrent en relation, dans les fosses nasales, avec les cils olfactifs des cellules du même nom. Ces dernières sont reliées aux cellules mitrales du bulbe olfactif dont les axones formeront le nerf olfactif. À partir de là, les informations seront traitées de façon affective et logique. Le monde affectif intègrera le système limbique, relié secondairement à l'hypothalamus et ensuite au néocortex frontal, tandis que le mode "logique" aboutira au thalamus relié lui-même au cortex frontal de façon directe et indirecte.

La voie olfactive est un chemin privilégié utilisé depuis des siècles par les guérisseurs, puis par la médecine traditionnelle, ainsi que par les consommateurs de drogues légales ou illégales. Nous pensons ici aux priseurs de tabac et "sniffeurs" de cocaïne !

Le cerveau limbique évoqué ci-dessus est le siège de l'affectivité, tandis que le néocortex est le monde du mental. Entre ces deux structures cérébrales existent des relations que nous connaissons tous. Pour la plupart d'entre nous, l'équilibre affectif conditionne l'équilibre mental. Le cerveau limbique a des relations privilégiées avec le cerveau endocrinien, siège du monde physique et du comportement vis-à-vis de l'extérieur grâce aux mécanismes de l'adaptation interne décrits par Hans SELYE.

Par contre, le mental n'a que peu d'effet sur le cerveau endocrinien. Donnons ici un exemple qui va clarifier les choses. Disposez au sol une poutre de 20 cm de large et 3 m de long ; vous n'aurez aucun mal à faire des allers et retours sur cette poutre sans mettre le pied à terre !

Imaginez la même poutre posée au sommet de deux murs bien solides, mais hauts de 10 m : la plupart d'entre nous n'oserons pas mettre le pied dessus ! Il s'agit pourtant de la même poutre, mais située à 10 m du sol : notre mental a beau nous faire valoir que, raisonnablement, il n'y a aucun danger puisque nous avons marché sur cette poutre alors qu'elle était au sol. Notre affectif nous suggère que nous risquerions de tomber et que là, la sanction serait différente et la chute beaucoup plus dangereuse à 10 m qu'à 20 cm !

C'est notre affectif qui nous empêche de monter sur la poutre, pas notre mental ! !

Par ses propriétés psycho-physico-chimiques, l'aromathérapie sera d'un soutien précieux dans la restauration de l'intégrité immunitaire, mise à mal par l'inobservation des lois de la santé naturelle, par la pollution alimentaire et par celle des métaux lourds, **dont les amalgames dentaires**.

Les huiles essentielles couramment utilisées pour éliminer le mercure dentaire sont :

1/ *Laurus nobilis*, op. feuille, sb 1,8 cinéole, acétate alpha-terpinyle

L'huile essentielle *Laurus nobilis*, riche de 276 éléments différents en majorité du 1,8 cinéole : (35 à 50 %) utilisée depuis la plus haute antiquité pour ses innombrables propriétés. En ce qui concerne la chélation du mercure et les maladies auto-immunes, pour le mercure, elle présente des qualités incontournables.

Elle est immunostimulante et immunorégulatrice. Dans les maladies cardiaques, fréquentes en cas d'intoxication mercurielle, elle interviendra grâce à ses vertus vasodilatatrices, dès les premiers signes d'atteinte : pré-infarctus, athérosclérose, contractures. En cas de spasmes coronariens, on l'associera à :

– *Helichrysum italicum,*

– *Ocimum basilicum.*

On pourra utiliser pour traiter les athéroscléroses parallèlement à :

– *Rosmarinus officinalis*, cb acétate de bornyle verbénone,

– *Artemisia dralunculus.*

En dermatologie, l'intoxication mercurielle surcharge l'émonctoire peau. Cela se traduira par :

– acné,

– furoncles,

– eczéma.

L'huile essentielle interviendra favorablement associée à :

– *Citrus aurantium* (variété *amara*), op. feuilles, en usage externe.

Lorsque l'émonctoire poumon est surchargé, pour les mêmes raisons que ci-dessus, elle fera merveille associée à :

– *Eucalyptus globulus,*

– *Myrtus communis*, 1,8 cinéole,

– *Rosmarinus officinalis*, sb (ou cb), acétate de bornyle, verbénone.

Pour traiter la fatigue, phénomène fréquent chez les intoxiqués au mercure, on la prescrira en association avec :

- *Eugenia caryophyllata,*
- *Citrus limonum,*
- *Cinnamomum zeylanicum.*

2/ *Satureja montana*, organe producteur, plantes fleuries, sb carvacrol et p-cyméne.

Sur des terrains diminués par l'intoxication au mercure, *Satureja montana* régularisera le transit intestinal grandement perturbé par les métaux lourds, en association à :

- *Rosmarinus officinalis*, cb acétate de bornyle, verbénone,
- *Eugenia caryophyllata,* op. clous,
- *Cinnamomum zeylanicum*, op. écorce,

Lorsque le terrain est déficient et le système immunitaire atteint, les germes ont tendance à se développer, en particulier les champignons, dans ce cas *Satureja montana* interviendra par voie interne, associé aux mêmes huiles essentielles que ci-dessus, auxquelles on ajoutera *Melaleuca alternifolia.*

Satureja montana, largement préférable à *Satureja hortensis*, sarriette des jardins, contenant des quantités relativement importantes de phénol, est à manipuler avec précaution. On ne devra jamais l'utiliser en usage cutané, ou encore sous forme d'inhalation, étant donné son effet sur la peau et les muqueuses. On l'associera toujours à

– *Rosmarinus s officinalis*, sb acétate de bornyle, verbénone, pour ses vertus stimulantes du système immunitaire et ses propriétés de régulation au niveau de la sphère hépato-biliaire.

3/ *Thymus vulgaris*, op. plante fleurie, sb thymol, labiacées.

Thymus vulgaris ou "farigoule" dans le midi de la France, vient du grec *thumon* signifiant "force" ou "je parfume". *Thymus vulgaris* (qui n'a de vulgaire que le nom) est un excellent immuno-stimulant associé à :

- *Cupressus sempervirens,*
- *Laurus nobilis.*

Il interviendra avec efficacité pour régulariser l'immunité chez les personnes intoxiquées par les métaux lourds comme celles de traitements anti-cancéreux ou d'opérations chirurgicales importantes.

Associé à *Rosmarinus officinalis* abv, *Thymus vulgaris* combat l'asthénie (fatigue) entraînée par l'intoxication aux métaux lourds. La sphère gastro-intestinale étant aux premières loges dans l'intoxication au mercure, *Thymus vulgaris* sera utilisé avec bénéfice à condition de lui ajouter *Rosemarinus officinalis*, sv acétate de bornyle, verbénone, comme dans le cas précédent.

Surtout chaque fois que l'on aura besoin d'un drainage, d'une éradication, d'une élimination *Thymus vulgaris* fera merveille à condition d'être associé à :

– *Mentha piperita,*

– *Citrus limonum.*

Enfin, *Thymus vulgaris* sb thymol, est un antalgique excellent à condition d'être associé à :

– *Laurus nobilis,*

– *Rosmarinus officinalis, sb 1,8 cineole,*

– *Lavendula spica.*

Un complexe aromatique sera mélangé à l'huile d'amandes douces, à raison de 5 % pour le complexe aromatique et 95 % pour l'huile.

On l'emploiera en massage dans les arthroses et les douleurs rhumatismales.

4/ *Jupinerus communis*, op baies

L'huile essentielles de genévrier, op baies, est l'une des plus intéressantes parmi toutes celles utilisées en aromathérapie. Elle contient de 75 à 85 % de monoterpènes très répandus dans les huiles essentielles, mais également une petite quantité de monoterpinols qui sont :

– immuo-stimulants,

– neurotoniques,

– anti-infectieux.

Associée à *Rosemarinus officinalis*, sb acétate de bornyle, verbénone, elle favorise le fonctionnement du foie et par là même, permet la désintoxication des toxiques, en particulier du mercure.

Le filtre rénal pâtit gravement de la présence de mercure qui vient entraver son fonctionnement en le surchargeant. *Juniperus communis* associée à *Anethum graveolens* (op. plante entière) et *Levisticum officinalis* possède une action purificatrice sur le filtre rénal. En plus de la désintoxication mercurielle, cette huile essentielle sera prescrite avec bénéfice dans les cas de néphrites (infection des reins) et d'oliguries (diminution du débit urinaire).

5/ *Ravensara aromatica*, op. rameaux, sb 1,8 cinéole.

Cette huile essentielle est devenue rare du fait des problèmes économiques et politiques de la Grande île (Madagascar). Elle intervient au plan neurologique en cas de :

– fatigue au réveil ou fatigue chronique,
– dépression nerveuse,
– état suicidaire.

C'est un rééquilibrant général tout à fait indiqué pour les personnes intoxiquées par le mercure, présentant une fatigue inexpliquée et des états dépressifs. Elle possède par ailleurs, des qualités immunorégulatrices et anti-infectieuses.

Ses qualités la rendront intéressante, voire indispensable dans les cas d'immunodépressions acquises, en particulier celles dues au mercure.

Ses effets d'immunostimulation psychique peuvent ne pas convenir à tous. Des dosages parfaitement étudiés selon chaque cas seront réalisés.

6/ *Rosmarinus officinalis*

Également utilisée depuis la plus haute antiquité (tombeaux égyptiens datant d'environ 3 000 ans avant J.-C.).

En réalité, il existe trois sortes de romarins officiel :

– *Rosmarinus officinalis*, sb 1,8 cinéole,

– *Rosmarinus officinalis*, sb camphre,

– *Rosmarinus officinalis*, sb acétate de bornyle verbénone, concernant le 1,8 cinéole.

C'est un excellent tonique artériel et veineux. Associé à :

– *Helichrysum italicum* sb acétate de néryle, diones.

Elle influence et favorise la circulation artérielle, généralement perturbée, principalement dans ses ramifications les plus fines par le mercure des amalgames dentaires. Celui-ci en effet a pour habitude de faire exploser le noyau des cellules de la paroi interne des capillaires.

Associée à *Cupressus sempervirens*, sb pinère, elle influence favorablement la circulation de retour, (circulation veineuse), généralement perturbée par le dysfonctionnement du système sanguin artériel.

Tonique cérébral. Associé à :

– *Anethum graveolens,*

– *Mentha piperita.*

C'est un bon anti-dépresseur, favorisant le retour de la confiance, de l'optimisme chez des personnes intoxiquées par le mercure dentaire et pouvant développer, après un temps de latence plus ou moins long, des symptômes dépressifs, de densité variable.

7/ *Citrus limonum*, op. zeste

famille des rutacées

L'élaboration de l'essence de *Citrus limonum* a lieu par pression à froid. Le rendement est faible (0,4 à 0,6 %). Il donne une essence riche en hydrocarbures monoterpéniques (de 90 à 95 % dont 75% de limonène). C'est un excellent régulateur hépatique présentant un côté anti-vomitif très apprécié (crises de foie, états nauséeux des transports ou de la femme enceinte). Cette essence est appréciée de tous, petits et grands.

Chez l'enfant, elle agit comme immunorégulateur, désintoxicant hépatique et stimulant général.

Chez tous, liaison avec :

– *Helichrysum italicum,*

– *Rosmarinus officinalis*, sb 1,8 cinéole.

Elle intervient comme régulateur des fonctions hépatiques et dépuratives. Ces deux dernières propriétés la rendent précieuse lors de la désintoxication mercurielle.

8/ *Salvia officinalis*, op. plante entière, sb thuyone

famille des lamiacées

En latin, *salvius* signifie sain et sauf. *Salvia officinalis* serait dont capable de soigner les maux les plus divers. Elle est également appelée la "salvatrice" et c'est bien là son action si l'on considère ses propriétés remarquables sur la sphère génitale avec répercussions psychologiques et physiologiques. Elle intervient efficacement dans les bouffées de chaleur, l'excitation mentale, l'hyperémotivité et l'angoisse, **toutes pathologies que l'on rencontre dans l'intoxication mercurielle !**

Elle devra cependant être utilisée avec modération et nous la déconseillons formellement chez la femme enceinte.

Beaucoup de femmes souffrant de problèmes veineux avec formation de varices, l'huile essentielle *Salvia officinalis* associée à :

– *Rosmarinus officinalis*, sb acétate de bornyle verbenone,

– *Cupressus sempervirens,* aura des effets bénéfiques sur la circulation de retour veineux.

En cas de trouble artériel, on lui adjoindra :

– *Helichrysum italicum.*

De toute façon l'huile essentielle *Salvia officinalis* sera prescrite chez toutes les femmes d'au-delà de 50 ans de façon régulière.

9/ *Helichrysum italicum*

variété sérotinum, op. sommités fleuries, caractéristique biochimique, acétate de néryle, dione.

L'huile *Helichrysum italicum* contient des coumarines utilisées couramment en médecine, comme anti-coagulant. Elle est donc anticoagulante et fluidifiante, ce qui convient tout à fait à la réparation de la tunique interne des artérioles, endommagée par la présence de mercure.

Elle sera prescrite également, pour ses propriétés vaso-coronodilatatrices et antispasmodiques, recommandée dans les spasmes cardiovasculaires, et de situation pré-infarctus.

En outre, elle exerce une stimulation hépatique, associée à :

– *Citrus limonum,*

– *Rosmarinus officinalis*, acétate de bornyle verbénone, recommandée lorsque le foie est surchargé par l'élimination mercurielle.

Enfin, elle est immunorégulatrice et intervient favorablement dans toutes les maladies immunitaires dont la Sclérose en Plaques.

10/ *Cinnamomum zeylanicum*,

cannelle de Ceylan, op écorce, sb cinnamaldhyde.

L'huile essentielle du cannelier (il faudra bien choisir *Cinnamomum zeylanicum*, **écorce**) est un excellent stimulant immunitaire. En cas **d'intoxication mercurielle** elle sera utile pour ses deux qualités :

- immunostimulante, répondant parfaitement à l'immuno-dépression entraînée par le mercure,
- neurostimulante, parfaite pour combattre la fatigue et les états dépressifs dus au mercure.

Son effet sur la sphère gastro-intestinale est de toute première importance. En effet, elle régularise le transit, stimule le fonctionnement de la sphère digestive par l'amélioration du péristatisme intestinal, toutes fonctions habituellement dépréciées par la présence de mercure rencontrée chez nos patients souffrant de Sclérose en Plaques.

Les 10 huiles ou essences énumérées ci-dessus ne sont qu'une partie de celles que nous avons l'habitude de prescrire. Chaque prescription doit se faire après des investigations psychiques et physiques chez toute personne le nécessitant.

La prescription aromatique revêt un aspect complexe. Elle doit tenir compte de l'histoire de chaque individu, l'aide que le thérapeute peut lui apporter pour son avenir. Pour plus d'informations, l'on pourra se reporter à notre ***Traité d'Aromathérapie bucco-dentaire***, (paru chez Guy Trédaniel Éditeur – avril 2002).

C – L'ALIMENTATION DANS LA SCLÉROSE EN PLAQUES

La question du "crudivorisme" a été longuement traitée par le docteur CARTON. C'est ainsi que dans son : ***Traité de médecine, d'alimentation et d'hygiène naturistes*** il écrivait déjà en 1920 : « *La destruction naturelle ou artificielle de la vitalité alimentaire provoque en effet la mort ou la décomposition de l'aliment. C'est ainsi qu'après son arrachage, sa récolte ou encore sa cuisson, l'aliment perd plus ou moins vite sa force de cohésion et de vitalisation et ne se trouve plus formé, finalement, que de corps chimiques rapidement décomposables, incapables de résister à l'attaque incessante des agents extérieurs : diastases et microbes, qui le font tomber en pourriture, c'est-à-dire qui vont mettre ses matériaux morts en circulation et revitaliser pour l'usage d'autres formes vivantes.* »

L'aliment est non seulement une source de substances chimiques, mais également un réservoir de substances vivantes pleines de potentialités énergétiques.

Le docteur CARTON transpose ses observations de façon anecdotique : « *Voici un exemple banal qui montrera ce que l'on perd quand on fait cuire un aliment. Si, ouvrant une pomme crue on prend un de ses pépins et qu'on le mette en terre, au bout d'un certain temps il en sortira un frêle arbuste qui, peu à peu, deviendra un arbre vigoureux avec un tronc puissant, des branches pleines de sève qui se couvriront de fleurs et se chargeront de fruits. Ce pépin semé contenait donc en lui, à l'état latent et condensé, tout un plan vital, toute une architecture compliquée, un groupement de caractères spécifiques acquis, conservé dans l'invisible, transmis de génération en génération par les pommiers, ses ascendants. Et tout ce potentiel occulte, c'est la force vitale qui était contenue dans le pépin, qui la réalisait sur le plan matériel.*

Mais par contre, si l'on fait cuire au four une pomme entière, et qu'ensuite l'on place l'un de ses pépins dans les meilleures conditions de germination, qu'en sortira-t-il ? Rien. Il pourrira. Et pourtant après cuisson ce pépin contient tout ce qui constitue l'aliment à la mode classique, c'est-à-dire des matières azotées, hydrocarbonées, grasses et minérales et cela à un taux identique et même des symbiotes qui résistent jusqu'à 120°c. Néanmoins, il est évident que quelque chose d'autre a été détruit, puisqu'il ne germe plus et ce quelque chose que nos analyses chimiques ou microscopiques sont impuissantes à révéler et que la plupart des auteurs ne soupçonnent pas, c'est une énergie potentielle, une provision de force vitale dont nous pouvons bénéficier, **en consommant l'aliment cru** *et dont nous nous privons fâcheusement en le cuisant ou en le stérilisant* ».

Plus loin CARTON indique : « *dès que l'adaptation progressive des voies digestives aux crudités est obtenue, et que des associations désharmoniques ne sont plus mises en œuvre, on constate, non sans étonnement, que dans la plupart des cas, leur digestion s'accomplit avec une extrême facilité et s'accompagne d'un immense bien-être général. L'état cru, loin de constituer un obstacle à l'assimilation ne fait donc que la rendre plus aisée et plus productive. D'ailleurs, n'a-t-on pas remarqué depuis longtemps la digestibilité plus grande de la viande, des œufs, du lait, du beurre, consommés crus...* »

Un peu plus tard le docteur André PASSEBECQ, docteur en Médecine, en Psychologie et en Naturopathie (3 doctorats anglais) a repris le flambeau de la naturopathie, écrivant une quinzaine d'ouvrages, pratiquant pendant plusieurs dizaines d'années, créant le service de Naturothérapie à la Faculté de médecine Paris Nord.

Une de ses grandes qualités fut d'apporter ses diplômes et sa pratique de la psychologie et de la psychothérapie dans le monde des Médecines Naturelles. Pour lui, l'alimentation est l'un des facteurs de santé naturelle, sur un total de sept. Ses grands principes d'équilibre alimentaire sont ceux que nous exposons plus loin.

Les maladies de dégénérescence sont de plus en plus nombreuses, leur liste "maladies auto-immunes" est impressionnante. Parmi celles-ci on peut citer :

- diabète sucré juvénile,
- rhumatisme psoriasique,
- anémique de BIERMER,
- maladie d'ADDISON,
- insuffisance hypophysaire,
- rhumatisme articulaire aigu,
- pemphigus,
- dermatite herpétiforme,
- pelade,

- narcolepsie,
- **Sclérose en Plaques,**
- certaines granulopénies,
- connectivites mixtes,
- lupus érythémateux disséminé,
- polyarthrite rhumatoïde,
- maladie de HORTON,
- syndrome de GOUGEROT-SJÖGREN,
- cirrhose biliaire primitive…

En réalité, il suffit de considérer le mode de vie des populations atteignant naturellement et usuellement des âges avancés et ce, dans des conditions de santé optimale, pour savoir quel mode de vie et quelle alimentation conviennent le mieux à l'homme.

Chacun connaît l'existence des Hounza, population habitant des zones montagneuses de l'Amérique du Sud et ne connaissant pas la maladie et dotés d'une durée de vie exceptionnelle, jusqu'à environ 100 ans !

L'examen de leur alimentation montre une très faible consommation de lait (cru), les protéines étant extrêmement rares dans ces régions montagneuses, le lait, la viande et encore plus le beurre sont réellement vendus au prix de l'or. Les céréales, quant à elles, sont consommées crues, le grain n'étant pas encore mature et se présentant à l'état laiteux comme c'est le cas du maïs ou du blé.

L'alimentation de ces populations est faite de fruits, de céréales, de noix et de légumes accompagnés d'une petite quantité de fromage de lait caillé (céré) et très rarement d'une petite quantité de viande.

Dans les années 40, le médecin-dentiste américain du nom de Weston PRICE, effrayé de la rapidité d'évolution de la carie dentaire chez ses jeunes patients, partit étudier l'état de santé dentaire des populations arrivant tout juste au contact avec le monde "civilisé". Ces peuples n'avaient pas encore bénéficié des merveilles de la civilisation comme les poisons alimentaires que sont :

- la farine blanche,
- le sucre blanc,
- l'alcool.

Ses travaux confirmèrent ce qui a été observé par ailleurs, en particulier chez les Hounza : Chaque fois que des populations humaines ont observé une alimentation identique à celle de leurs ancêtres, elles n'ont pas connu la maladie et en particulier la carie dentaire. Leur moyenne de vie tend vers celle des Hounza.

À l'examen, les os de leurs squelettes révèlent une richesse minérale inconnue chez l'homme moderne.

Une partie des auteurs cités dans cet ouvrage insiste sur la nécessité d'un fonctionnement intestinal et d'une flore satisfaisants !

Dès 1920, Paul CARTON écrivait : « *l'auto-intoxication qui résulte de la stagnation des substances putrides et de l'obstruction du filtre intestinal par la constipation joue un rôle considérable dans la production et l'entretien des maladies.* »

Plus loin il écrit : « *ce qui provoque l'entérite, c'est d'abord et surtout la nourriture toxique et industrielle.* »

Dans l'un de ses ouvrages le docteur Catherine KOUSMINE cite Joseph FALIER qui indique : « *l'intoxication intestinale est la principale cause du vieillissement des individus.* » Certaines considérations sont à prendre en compte. La surface de l'intestin développé, atteint 100 m^2. La membrane interne se présente sous la forme d'une pellicule extrêmement fine, épaisse d'environ 25 à 30 millièmes de millimètres, qui recouvre des capillaires sanguins et lymphatiques à la paroi encore plus fine. Les matières contenues dans l'intestin ne sont pas intra-organiques et font partie de notre environnement, c'est-à-dire du milieu **extérieur**. On est étonné de constater le peu de distance et la faiblesse de la séparation indispensable entre ces deux milieux.

Lorsque l'alimentation est naturelle et la flore intestinale saine, la frontière est bien étanche : la paroi ne réabsorbe pas les germes, les toxines, des toxiques.

Si la flore intestinale est de mauvaise qualité, à cause d'intoxications comme le tabac, l'alcool, l'alimentation industrielle, le mercure dentaire ou le stress, etc., la barrière intestinale ne remplit plus son rôle et laisse passer des particules dangereuses pour l'être humain. Lors de la digestion, les capillaires se dilatent augmentant les possibles migrations toxiques à partir de l'intestin vers le sang.

La flore intestinale a été comparée à l'humus de l'écorce terrestre. Sous toutes sortes d'influences, dont le stress, elle devient incapable de digérer correctement l'apport alimentaire.

Tout doit donc être fait, au plan physique comme au plan psychique pour qu'elle se maintienne en bonne santé et permette à l'être humain de vivre longtemps, en harmonie avec la Nature.

Notre régime dans la Sclérose en Plaques

Il sera bon pendant une certaine période, le temps de s'habituer au régime, de peser tous les aliments ingérés dans la journée. On trouve dans les grandes surfaces des bascules électroniques de petite taille et de petits prix.

La ration alimentaire quotidienne se composera :

A/ 50 % de légumes et de fruits, de préférence des légumes, biologiques, de préférence crus

Deux remarques importantes s'imposent : les légumes et les fruits que l'on trouve sur le marché sont généralement cultivés sous serres, parfois "hors sols" c'est-à-dire sur des supports artificiels dans lesquels on incorpore des minéraux et des vitamines. On les récolte après une maturation de plus en plus courte, le but de la manipulation étant de réduire les coûts.

Pour ce qui concerne les animaux (poulet, lapin, veau, agneau) ils sont soumis à l'immobilité, et nourris à l'aide de batteries d'aliments :

- céréales séchées,
- eaux résiduelles du pressage des plantes oléagineuses,
- produits fermentés ;
  - farines de viande,
  - farines de poissons,
  - déchets d'industries alimentaires (meuneries, huileries, brasseries, etc.).

Certains animaux, dits "fermiers" vivent cependant en plein champ, mais sont nourris avec les aliments ci-dessus cités. D'une façon générale, ils sont très largement traités aux antibiotiques. Il faut rappeler que les 3/4 de la production d'antibiotiques sont destinés aux animaux d'élevage. Les supplémentations en vitamines, minéraux, ainsi que les médicaments, sont largement utilisés mais ces produits animaux (ou végétaux) restent carencés en vitamines, magnésium, fer et autres éléments indispensables à la vie.

Les carences humaines sont également explicables par le fait que l'organisme de l'homme moderne est incapable de digérer et d'assimiler nombre d'éléments artificiels ou en combinaison anormale.

Nous avons donc tout intérêt à chercher à nous alimenter sainement, consommant des produits biologiques qui sont, malgré certaines campagnes de désinformation, beaucoup moins pollués que les autres.

La cuisson des aliments

La cuisson des aliments déjà dénoncée par CARTON, présente de nombreux inconvénients. Pour la raison principale énumérée ci-dessus (l'incapacité qu'est la nôtre de digérer autre chose que des aliments naturels, sans risque pour l'organisme), nous sommes incapables d'assimiler une molécule même très légèrement différente de la molécule naturelle.

La cuisson des protéines multiplie par 1000 les combinaisons entre acides aminés, molécules élémentaires perturbant ainsi le système immunitaire, chargé d'éliminer les substances inconnues de notre capital enzymatique et génétique. Les perturbations de l'immunité peuvent entraîner des maladies graves comme le cancer !

La fameuse réaction de MAILLARD, elle seule, développe des molécules artificielles pouvant conduire l'organisme, déboussolé, à les assimiler avec risque de cancer. La réaction de MAILLARD se produit à chaque fois que l'on fait cuire une protéine avec un hydrate de carbone, c'est le cas lors de la cuisson de la pâte à pain.

Au total les inconvénients à la cuisson sont :

1/ Les molécules de MAILLARD inassimilables par notre organisme et retrouvées en quantité souvent importantes chez les personnes âgées. On les soupçonne de favoriser les vieillissements cardiovasculaire et cérébral.

2/ Les pyrènes et benzopyrènes, surtout avec les produits laitiers et la viande favorisant la formation du cancer du côlon et du sein.

3/ Lors de la consommation de produits cuits, on observe une **leucocytose** (*augmentation passagère du nombre des globules blancs dans le sang ou dans une sérosité* : Dictionnaire Garnier-Delamare.)

Elle révèle que des macro-molécules issues de la digestion ont **franchi la paroi intestinale** et entraîné une réponse immunitaire. La leucocytose n'intervient pas après consommation de produits crus.

4/ Nous avons vu que les populations scandinaves et anglo-saxonnes sont plus touchées que d'autres par des maladies comme les pathologies cardiovasculaires, l'obésité, le diabète de l'adulte : on ne s'étonnera pas d'apprendre que leur alimentation est principalement basée sur des aliments **cuits** : graisses animales, lait, maïs, blé, viande…

Les populations ne consommant **que** des aliments crus, (légumes, fruits, poisson, viande) présentent un taux de maladies cardio-vasculaires 10 fois inférieur à celui du monde occidental. Cela laisse entendre que la cuisson de la viande la rend susceptible d'être à l'origine de maladies cardiovasculaires et de cancers.

La température de cuisson joue également son rôle. Plus le temps de cuisson est long, et plus la température est élevée, plus les modifications moléculaires et autres sont importantes. Pour ceux qui ne supportent pas la nourriture crue ou qui la supportent mal, préfèrant consommer une partie de leurs aliments cuits, nous conseillons la cuisson à l'étouffée ou à la vapeur douce. Par contre, nous déconseillons, de toute façon, les fritures, les grillades et cuissons au four, qui utilisent des températures allant de 300 jusqu'à 700°C !

La cocotte-minute n'est pas non plus recommandable car elle cuit à des températures d'environ 100°C.

La nourriture ne doit pas être trop acide. En effet, pour être assimilés les aliments ont besoin d'être neutralisés par les substances tampons que sont les bases alcalines contenues dans nos os et nos dents. Le rétablissement au pH 7 est donc une nécessité absolue, grande consommatrice d'énergie, à l'origine de certaines fatigues et fragilités organiques.

On se trouvera donc bien de ne consommer que très peu de fruits acides comme l'ensemble des agrumes, le kiwi, les groseilles ou autres. On ne prendra que des fruits sucrés, très mûrs.

Cette première catégorie alimentaire comportera surtout des légumes qui eux, sont considérés comme alcalins. La tomate bien qu'elle soit consommée généralement cuite est en réalité un fruit. Elle est d'une très grande acidité. Il suffit d'en faire cuire dans une poêle en acier pour constater le parfait décapage de l'instrument après cuisson.

D'autres légumes seront consommés avec extrême modération, il s'agit de :

- la rhubarbe,
- l'oseille,
- les épinards.

Les céréales sont également considérées comme des aliments acides.

Le mercure a une affinité toute particulière avec tous les produits **soufrés.** La consommation de ceux-ci permettra une meilleure chélation du métal délétère.

Nous recommandons donc vivement la consommation d'ail, d'oignon et d'échalote parce que riches en soufre. Il faut également indiquer que ces légumes améliorent la circulation capillaire et constituent le Viagra naturel ! Cette qualité n'est pas à dédaigner.

La consommation de ces trois derniers légumes, à l'état cru, n'est pas toujours bien tolérée par l'individu et par son environnement. Ils seront plus faciles à ingérer cuits, de préférence à la vapeur douce, la température ne dépassant pas 95°c. Le chou est également un légume riche en soufre. Il n'est malheureusement pas toujours bien toléré.

B/ 30 % DE PROTÉINES

Par rapport au schéma classique développé par André PASSEBECQ : 60 % de légumes et de fruits, 20 % de protéines et 20 % de glucides, nous avons augmenté la proportion de protéines, passant ainsi à 30 %, parce que les protéines libèrent d'importants agents précurseurs de l'organisme permettant le transport et la désintoxication des métaux (métallo-thyonéïne, glutathion, etc.). En cas de Sclérose en Plaques, comme chaque fois qu'il y a pollution par les métaux lourds, nous recommandons les protéines suivantes par ordre décroissant :

– **L'œuf**, celui-ci doit être consommé **mollet** à savoir : Blanc cuit et le jaune cru. Il est très important que le blanc soit cuit pour annihiler les effets de **l'avidine**, anti-aliment rendant sa digestion difficile.

Le jaune lui, doit être **cru**, car en cuisant il développe des chaînes protéiniques très indigestes augmentant le taux de cholestérol du consommateur et, de plus, "mauvais", puisque du LDL ! La consommation du jaune cru est très intéressante. Il contient en effet des protéines soufrées permettant d'accélérer la chélation du mercure. L'œuf doit être impérativement choisi **biologique**, les œufs ordinaires contenant une foule de produits chimiques qui font de certains d'entre eux une véritable décharge publique ! Ils font office d'émonctoire à des animaux hyper "chimiqués"

On pourra le préparer de trois façons différentes :

- soit sous forme d'œuf "mollet", c'est-à-dire un œuf "coque" un peu plus cuit,
- soit d'œuf poché, en veillant bien à ce que le blanc soit cuit et que le jaune reste cru,
- ou encore d'œuf à la poêle, en veillant bien à la cuisson du blanc. Pour améliorer cette technique, il est possible de verser un peu d'eau dans la poêle ce qui rendra l'œuf "à la poêle" assez proche de l'œuf "poché".

- **Les poissons de mer plats**, comme la sole, la limande ou le turbot. Ces poissons de sable, herbivores ne concentrent pas le mercure comme les poissons carnivores. Le pire est le thon rouge ou l'espadon, dont la consommation est interdite dans certains pays, tellement leur taux de mercure peut être élevé.

Il faut savoir cependant que, malgré un fort taux mercuriel les rendant parfois impropres à la consommation, les poissons carnivores intoxiquent beaucoup moins l'organisme que les amalgames !

Ces poissons pourront être consommés crus ou cuits ; notre préférence allant vers le cru. Cependant une cuisson lente, à faible température, est tout à fait acceptable.

– La volaille biologique est également recommandable, car, comme le poisson, elle ne contient que relativement peu d'acides gras saturés, à la différence de la viande.

– La viande de boucherie. Contrairement à SEIGNALET, nous n'y sommes pas favorable, étant donné sa richesse en acides gras insaturés. Elle peut exceptionnellement être consommée à condition, comme les crudivoristes nous l'ont appris, d'être ingérée crue.

– Nous déconseillons fortement le lait et les produits laitiers qu'il s'agisse de vache, de chèvre ou de brebis. Le lait de ces animaux est prévu par la nature et de façon **spécifique** pour alimenter les petits animaux. Le lait de femme est, si on compare au lait de vache :

- un peu plus riche en cholestérol,
- plus abondant en graisses : 45 grammes contre 36,
- plus riche en certains acides gras essentiels comme les acides oléïque, palmitique, linoléïque, linolénique. Il contient également de l'acide gamma-linolénique, substance des plus intéressantes, absente dans le lait de vache ou d'autres animaux.

Il en va de même pour le fromage, quel qu'il soit : nous ne possédons pas le capital enzymatique nécessaire pour le digérer. D'où des difficultés de digestion, largement amplifiées et aggravées en présence de mercure diminuant les performances des diastases censées assimiler les produits riches en caséine.

C/ 20 % DE GLUCIDES. Les principales sources sont les céréales dont :

- le blé,
- le maïs,
- le riz.

Les protéines contenues dans le blé et le maïs les rendent parfois mal tolérées. Ces deux céréales ont connu, depuis plusieurs milliers d'années, des changements si fondamentaux que les enzymes de certains ne peuvent pas les assimiler.

Par ailleurs, les protéines modifiées ont connu de nouvelles transformations au cours de leur cuisson et deviennent toxiques. En cas de pathologie comme la Sclérose en Plaques il conviendra donc de supprimer le pain, les gâteaux, les croissants, les biscuits, les pizzas, les biscottes, les pâtes, la farine de blé, etc. Quant au pain complet, il est d'autant plus toxique qu'il est plus cuit. Pour les mêmes raisons, il faudra supprimer les corn-flakes, les popcorns et la farine de maïs.

La toxicité des céréales a été mise en évidence dans certaines maladies, corrélée à leur consommation.

- Certains cas de migraines sont corrélés à la consommation de blé et produits dérivés. Elles disparaissent en cas d'arrêt de la consommation.
- Certains cas de dépressions nerveuses ont pu être associés à la consommation de produits à base de blé.
- La schizophrénie paraît, elle aussi, liée à la consommation de blé.

– Dans le diabète sucré de l'enfant on a pu observer certaines corrélations avec la prise d'aliments céréaliers.

La Sclérose en Plaques atteint plus les Scandinaves ou les Anglo-saxons que d'autres populations, tant ceux-ci sont gros consommateurs de céréales

Pour ce qui concerne le riz, les choses sont tout à fait différentes. Le riz actuel est très semblable à celui de la préhistoire. Qu'il s'agisse de riz complet, semi-complet ou blanc, on n'a jamais pu démontrer sa nocivité. Il faudra seulement être prudent avec les galettes de riz dont certaines contiennent du blé qui les rend aussi délicates d'emploi que les produits à base de blé.

Autres céréales autorisées parce que dénuées de gluten : le quinoa et le sésame.

Au chapitre des glucides, il y a lieu d'évoquer les différentes formes de **sucre**.

– Le sucre blanc, produit industriel déminéralisant, acidifiant et toxique pour les dents. Il contient quantité de déchets industriels. Nous le déconseillons formellement.

– Le sucre roux est très souvent un sucre blanc secondairement coloré. Il est à exclure de la même façon.

– Le sucre complet, suc de la canne, séché lentement est un excellent produit, riche en sels minéraux en oligoéléments et en vitamines, non dénaturés par l'évaporation naturelle du suc de canne ou à feu très doux. C'est celui que l'on pourra utiliser.

Le pédiatre suisse BEGUIN avait, pendant plusieurs dizaines d'années, noté la corrélation entre la consommation de sucre complet et l'état de santé de ses petits patients. Il a pu établir qu'en cas de consommation exclusive de sucre complet, les enfants étaient en bien meilleure santé et ne présentaient pas de caries dentaires !

Par la même occasion, il a étudié l'effet du fluor sur la carie dentaire. Il a prouvé qu'il était nul !

Par ailleurs, comme nous l'avons longuement démontré dans nos **ouvrages concernant les problèmes dentaires (*La Santé à pleines dents – Dangers des plombages – Les Syndromes secs***, parus chez Guy Trédaniel Éditeur) le fluor a un effet catastrophique sur le psychisme de l'individu (dépression, abattement, tristesse). Il avait été étudié par les savants nazis dans le but d'asservir les populations placées sous leur coupe !

Le marché de la séduction étant toujours florissant, (nous nous en réjouissons : l'amour est une des "lumières de la vie"), les édulcorants de synthèse continuent à bien se vendre, comme élément "anti-poids". Parmi ceux-ci l'aspartame, que nous avons déjà par ailleurs dénoncé.

Pendant la première guerre du Golfe, de nombreux soldats américains ont été victimes d'intoxications dues à la consommation de Coca-Cola "**light**". Il s'agit d'une boisson édulcorée à l'aspartame.

À l'intérieur des canettes entreposées dans des palettes en plein soleil, l'aspartame se transforme en méthanol (alcool à brûler) déjà très toxique. Une simple élévation de température à 33°, fréquemment atteinte au soleil de ces régions et la transformation s'opère !

Si la température augmente encore, l'aspartame se transforme en formaldéhyde (ou formol) encore plus néfaste ! Au fait la température de l'estomac est bien voisine de 37°, non ?

Tous les soupçons sont donc de mise quant au devenir de l'aspartame dans l'organisme !

Depuis de longues années, des chercheurs et des médecins ont dénoncé sa dangerosité et sa culpabilité dans de nombreuses maladies, dont les cancers du cerveau et les diabètes graves (*Journal of Neurology and experimental neurology*). Malgré ces accusations et les demandes réitérées de l'interdiction de ce produit, l'aspartame continue à être largement consommé dans 90 pays !

Au cours de la chélation du mercure, il est indispensable de consommer une quantité **d'eau minérale élevée** en fonction de la taille et du poids de l'individu, ainsi que de sa dépense physique. Sans cet apport massif d'eau le système rénal pourrait être perturbé par les métaux lourds. En cas de contamination, le filtre rénal devient moins efficace par effet de gonflement de la membrane basale.

Les liquides que nous recommandons sont et avant tout l'eau, minérale mais également des tisanes ou infusions, sans oublier, pour ceux qui aiment, un verre de vin rouge à chaque repas. Le vin rouge possède de puissantes vertus antiradicalaires. C'est de plus un euphorisant non négligeable en cas de pathologies dues au mercure.

Le système nerveux est composé à 80 % de lipides issus des acides gras. Il y aura donc lieu d'en consommer pour le maintenir en bonne santé.

Les acides gras qu'on rencontre dans les viandes et les produits laitiers sont saturés, il existe dans le système enzymatique des diastases qui ont fonction de transformer les acides saturés en acides gras **insaturés**, il s'agit des "désaturases". En présence de mercure les enzymes sont perturbées et ne remplissent pas correctement leurs fonctions, entraînant des carences en acides gras.

Les acides gras mono-insaturés peuvent être synthétisés dans l'organisme en utilisant les glucides parmi les plus connus citons :

- l'acide oléïque,
- l'acide palmitoléïque,
- l'acide nervonique.

Les acides gras polyinsaturés se rattachent à deux groupes :

1) les oméga 6,
2) les oméga 3.

Les oméga 3 commencent avec l'acide alpha-linolénique.

Les oméga 6 avec l'acide linoléïque au départ l'acide gamma-linolénique et nombre d'autres.

Comme l'organisme est incapable de synthétiser les acides linoléïques et alpha-linolénique, il est indispensable de les apporter par voie alimentaire. En cas d'intoxication par le mercure entraînant certaines maladies auto-immunes, dont la Sclérose en Plaques, il y aura lieu en plus de l'augmentation de la ration habituelle en protéines (voir ci-dessus), d'ingérer quotidiennement une à deux cuillerées à soupe d'huile vierge de première pression à froid de :

- onagre,
- bourrache,
- graines de courges,
- noisettes,
- chanvre,
- macadamia,
- rose musquée.

On bénéficiera alors de tous les acides gras nécessaires à la guérison et au maintien de l'état de santé, en coopération avec les méthodes naturelles d'élimination du mercure citées ci-dessus.

Pour faciliter la consommation de ces huiles, on trouve en diététique l'AROMEGA, distribué en diététique (LPAE).

Pratiques alimentaires quotidiennes

Au cours de la désintoxication mercurielle nous proposons **au petit-déjeuner** : 4 solutions.

1) Un "mendiant" comportant des fruits secs et des fruits oléagineux. Par exemple :

Fruits secs :

- dattes,
- raisins,
- abricots,
- poires,
- bananes,
- figues.

Fruits oléagineux :

- noix,
- noisettes,
- noix du Brésil,
- amandes

Comme chaque fois, ce petit-déjeuner devra être **copieux**. On pourra boire pour accompagner ce "mendiant" de l'eau minérale (Mont Roucous, Volvic, Kattel-roc) ou encore une infusion de chicorée ou du malt ou du bambu ou du caro ou autre, liquide chaud **non sucré**.

2) En été, quand le temps est suffisamment chaud, des fruits frais de type sucré et bien mûrs, à l'exclusion des fruits acides comme les agrumes (mandarine, mangue, citron, pamplemousse).

On pourra avec ce petit-déjeuner de fruits frais boire les mêmes liquides qu'avec le mendiant, en évitant de les sucrer.

3/ Les miels sont des produits "surindigestes" (Masson).

Les plus faciles à digérer sont les "miellats" ou miel d'arbres, comme de sapin ou de châtaignier à condition de les consommer seuls. Les amateurs de miel pourront en consommer plusieurs cuillerées à café en fonction de leur taille, de leur poids, de leur appétence et comme pour les deux cas précédents les accompagner d'eau ou d'une boisson chaude, **évidemment non sucrée**.

4/ Quand les bananes de bonne qualité, de préférence celles de la Martinique et bien évidemment porteuses du label AB, deviennent tigrées, la chair devient délicieuse et beaucoup plus digeste que lorsqu'elle est moins mûre. On pourra accompagner ce petit-déjeuner de bananes fraîches consommées seules par les mêmes boissons que d'habitude.

5/ On pourra de façon plus classique, débuter sa journée par un petit-déjeuner comportant des glucides et des protéines. On prendra alors une infusion, ou une chicorée ou un faux café (Bambu, Caro, Pionnier) ou du malt, sucrés avec du sucre **complet**, une ou deux galettes de riz et un œuf mollet ou poché ou à la poêle ou encore un morceau de poulet froid (ou chaud) biologique.

Le déjeuner et le dîner seront structurés de façon identique. Seules différeront les quantités absorbées. D'une façon générale le petit-déjeuner sera copieux, le déjeuner dépendra de l'appétit de chacun et le dîner sera un repas léger, pris le plus tôt possible.

Le déroulement du déjeuner ou du dîner sera le suivant :

En entrée, des crudités variées : Nous avons l'habitude de conseiller quatre couleurs de légumes, car les couleurs diffèrent selon le contenu en oligoéléments, vitamines et minéraux.

On pourra consommer, par exemple :

- des carottes,
- du radis noir,
- du chou rouge,
- de la betterave,
- des concombres,
- du céleri,
- des poivrons verts ou rouges,
- une salade verte ou différentes sortes de salades.

On prendra ensuite des protéines comme :

- des œufs cuits correctement,
- du poisson,
- de la volaille,
- ou de la viande,

accompagnés de :

- légumes verts cuits,
- riz semi-complet ou blanc,
- autres céréales sans gluten,
- pommes de terre.

Pour le dessert on pourra prendre :

- une compote de fruits cuits, sucrée ou non au sucre complet. Pour ce faire on pourra utiliser tous les fruits rencontrés et

pas seulement, comme on a coutume de le faire, des pommes et des poires.
- barre de chocolat (biologique, évidemment),
- sorbets pouvant être réalisés à la maison avec des fruits de qualité et du sucre complet,
- toutes pâtisseries à base de farine de riz ou de fécule de pomme de terre.

À ces repas on évitera :
- les tomates crues ou cuites,
- les pamplemousses,
- les melons,
- les jus de fruits,
- les fruits frais,
- les fruits secs,
- le miel,
- les bananes,
- le fromage blanc,
- les yaourts.

On pourra y boire l'eau habituellement recommandée :
- Volvic,
- Mont-Roucous,
- Kattel-Roc.

On agrémentera éventuellement son plat principal d'un verre de vin rouge de qualité.

Le grignotage entre les repas est fortement déconseillé. En cas de faim on pourra, aux environs de 17 heures, consommer une infusion, quelques noisettes, quelques raisins secs ou abricots secs, ou encore un fruit frais, sucré, bien mûr.

Chez l'adolescent et la femme enceinte, on pourra consommer un œuf mollet, poché ou au plat, ou un morceau de poulet froid avec une galette de riz. Lors de cette collation il faudra éviter :
- les biscottes,
- le miel,
- les bananes,
- les gâteaux,
- le pain,
- les gâteaux secs,
- le sucre.

D – QUOI FAIRE DE SES AMALGAMES DENTAIRES (ALIAS PLOMBAGES) ?

En cas de Sclérose en Plaques ou autre maladie auto-immune et lorsque les investigations sont positives, la réponse est simple : il faut déposer les amalgames dentaires. Je vous rappelle les investigations préalables et indispensables :

– mesures de différences de potentiel entre les dents porteuses d'amalgames ou de prothèses ou ayant été déjà traitées au mercure,
– examen de la muqueuse buccale, en particulier des tissus de soutien des dents,
– présence ou absence de la tache beurre frais en limite palais dur/palais mou.

Iridologie :

– taches brun orangé dans l'iris,
– trame irienne plus ou moins lâche,
– gérotoxon plus ou moins important (anneau plus foncé autour de l'iris),
– différence de température entre le côté gauche et le côté droit.

Onychodiagnostic :

– zones blanchâtres sur l'ongle,
– tache blanc nacré,
– présence ou absence des lunules,
– aspect des lunules.

Dosage biologique du mercure dans :

– salive,
– cheveux,
– selles.

En cas d'absence de symptômes mais en présence d'amalgames de taille très réduite, une question se pose : le sujet peut-il faire déposer ses amalgames sans risque, pour les remplacer par des inlays en céramique ou en or, ou ne le peut-il pas ?

- si ses moyens le lui permettent il est préférable de les déposer,
- sinon, il vaut mieux ne rien faire en bouche.

Comment les déposer ?

La dépose des amalgames dentaires est une opération éminemment délicate, nécessitant beaucoup de précision et d'expérience ! Combien de fois avons-nous entendu des patients se plaindre de perturbations majeures, intervenant à la suite de la pose ou de la dépose d'amalgames !

Rappelons quels sont ces symptômes :

I – Perturbations psychologiques et comportementales :

Fatigue chronique,
Psychasthénie (fatigue au réveil),
Hypersomnie (excès de sommeil),
Hypoglycémie (coups de pompe inexpliqués),
Fatigue musculaire,
Troubles dépressifs,
Perte de mémoire,
Manque d'énergie,
Anxiété,
Irritabilité,
Cauchemars,
Difficulté de concentration,
Perturbations du sommeil : troubles de l'endormissement, réveils nocturnes, etc.,
Tendances suicidaires,
Difficultés décisionnelles,
Troubles psychologiques diverses.

II – Maladies du système nerveux central (SNC) :

Vertiges,
Perte de contrôle musculaire de la main ou du pied,
Perturbation de la marche,
Perte de coordination musculaire,
Rétrécissement du champ de vision,

Paralysie musculaire de plus ou moins grande importance,
Hallucinations auditives (acouphènes),
Troubles visuels,
Tremblements des lèvres ou des membres,
Spasmes musculaires diverses,
Difficultés d'audition,
Crampes musculaires,

III -Maladies du système immunitaire :

Allergies diverses,
Rhumes à répétition,
Asthme,
Sinusite,
Maladie de Hodgkin,
Sclérose en Plaques,
Leucémie,
Mononucléose,
Syndrome de GOUGEROT-SJÖGREN (bouche et œil secs).

IV – Perturbations du système endocrinien :

Diabète,
Calculs rénaux,
Dysfonctionnement de la thyroïde,
Hypothermie,
Diminution de l'activité sexuelle,
Perte de poids,
Impression de froid dans les mains et dans les pieds.

V – Troubles du système cardiovasculaire :

Hypertension,
Douleurs dans la région précordiale,
Tachycardie,
Angine de poitrine,
Souffle cardiaque,
Troubles du rythme cardiaque,
Hypotension artérielle,
Infarctus du myocarde.

VI – Perturbations du transit intestinal :

Crampes d'estomac,
Ulcères gastriques,
Spasmes intestinaux (constipations et diarrhées en alternance),
Diverticulites,
Colites,
Dolichocôlon,

VII – Troubles dermatologiques :

Sècheresse dermique,
Acné,
Démangeaisons inexpliquées,
Dermatoses diverses.

VIII – Problèmes intra-buccaux :

Pigmentation noirâtre des muqueuses,
Impression de brûlures,
Goût métallique inexpliqué.

Précautions à prendre

1/ Pour le patient : il portera obligatoirement un masque.

- Dans tous les cas de figure, le patient aura intérêt à être couvert par "EXO-MERCUR-BASE" et "EXOMERCURE-PHYTO + (LPAE) pour que tout incident de dépose soit compensé.
- Les amalgames seront déposés dans un ordre **bien précis** en commençant par ceux qui génèrent les courants les plus importants. Ils seront sectionnés plutôt que meulés. Le patient sera isolé par un champ opératoire ("une digue") de caoutchouc ou/et une canule suédoise bien particulière qui entoure la dent.
- La pièce sera largement ventilée.

2/ Le praticien lui, aura intérêt à se protéger par le port d'un masque au charbon actif pour éviter toute toxicité ;

Il portera de préférence des blouses à manches longues.

Le personnel d'assistance devra être équipé de la même façon.

Une loi européenne oblige les cabinets dentaires à s'équiper de filtres à amalgames en sortie d'installation !

Sans cette protection, les rivières, les fleuves et les mers seraient pollués par le mercure dentaire.

Par contre, aucune loi nationale ou européenne n'interdit l'usage des amalgames dentaires contenant du mercure !

On continue donc à placer dans la bouche de nos concitoyens ce qu'il est maintenant interdit de jeter à la poubelle ! !

Pourquoi ?

Par quoi remplacer les amalgames dentaires ?

Certainement pas par un "composite", une "résine" ou autre "ciment-pierre" ! Ce serait en effet de tomber de Charybde en Scylla et remplacer un mal par un autre, une pollution majeure par une intoxication pouvant être importante !

Une liste (non exhaustive) des produits que l'on trouve dans les composites a été publiée aux États-Unis :

– hydrocarbures pétroliers,
– métacrylates bi-phénol,
– dimétacrylates d'urée,
– solutions alcooliques d'amines tertiaires,
– éthanol (!)
– acide sulfhydrique (!)
– peroxyde de benzène (cancérigène),
– fluorures de baryum (hypertoxique),
– éthyle benzoïque (cancérigène),
– silicate alumineux de lithium,
– silicate alumineux de baryum,
– composés mercuriels (inconstants. Ils sont destinés à rendre le produit radio-opaque).

Dans notre livre ***Les Dangers des plombages***, nous indiquons leurs inconvénients.

Les substances énumérées ci-dessus peuvent avoir des effets toxiques, non seulement pour la pulpe (le "nerf" de la dent) mais également pour les tissus buccaux environnants et finalement comme on l'a vu avec le mercure, pour l'organisme dans son ensemble.

Un autre inconvénient des composites, est la difficulté rencontrée pour obtenir un joint périphérique convenable.

Au moment de sa polymérisation, (c'est-à-dire de son durcissement) la masse du composite subit une variation volumétrique sous forme de retrait. Cette diminution du volume global entraînerait une absence d'étanchéité rédhibitoire si elle n'était partiellement compensée par les techniques de collage.

Or il se trouve que l'adhésion de la majeure partie des composites observés est loin d'être satisfaisante, surtout lorsqu'il s'agit de la partie profonde de la zone dure de la dent, que l'on appelle "dentine" ou "ivoire".

En réalité, la quasi-totalité des obturations en composite que nous observons, ne sont pas étanches et recouvrent des atteintes carieuses beaucoup plus importantes que celles que l'on trouve sous les amalgames ! Un autre inconvénient majeur des composites est constitué par leur coefficient d'usure excessif. Des tests réalisés en laboratoire ont révélé que les composites, dans leur ensemble, s'usent quatre fois plus vite que d'autres obturations comme les amalgames dentaires ayant eux-mêmes un coefficient d'usure plus élevé que la dent naturelle !

Cette faible résistance à l'usure est tout à fait dommageable. Nous constatons généralement *de visu* que les obturations en composite présentent, non seulement des récidives de caries, mais que leur surface est beaucoup plus usée que celle des dents naturelles ou celles d'autres obturations dentaires. Lorsque nous les soumettons au test du scanner dentaire, nous faisons apparaître sur l'écran une diminution, voire une absence totale de points de contact avec les dents antagonistes !

Plusieurs "infraclusions", (manque de contact avec les dents antagonistes), de cet ordre peuvent conduire à une **malocclusion** dont les conséquences peuvent être gravissimes (voir notre livre *La Santé à pleines dents,* Guy Trédaniel Éditeur, avril 1997).

Les composites présentent néanmoins certains avantages, à notre avis minimes par rapport à leurs inconvénients :

– ils sont moins onéreux que l'or ou la céramique,

– ils sont esthétiques, les fabricants s'efforçant de présenter des gammes très complètes, permettant une approche satisfaisante de la teinte naturelle du patient,

– ils sont relativement commodes à utiliser.

Malgré tous les inconvénients que nous avons énumérés et certainement pour les avantages figurant ci-dessus, les composites ont connu ces dernières années une véritable explosion commerciale, certainement pas étrangère à notre longue dénonciation de la toxicité des amalgames dentaires. Depuis longtemps et de plus en plus souvent, nous observons des catastrophes entraînées par l'emploi des composites :

– nécroses suivies de gangrène pulpaire avec infection,

– formation de kystes, nécessitant parfois l'extraction des dents,

– fractures des dents porteuses de ces matériaux, avec pour conséquence, au mieux la pose de couronnes, au pire la destruction des organes dentaires avec extraction et possibilité de d'atteinte de l'équilibre dentaire avec les dysfonctionnements habituels.

Il existe cependant une obturation remarquable par sa fiabilité : l'inlay en or.

De quoi s'agit-il ? C'est une obturation réalisée à l'aide d'un alliage contenant de l'or en proportions très importantes et d'une petite quantité de platine. Ni le platine, ni l'or ne sont neutres ; par rapport à la dent seule la matière dentaire est véritablement neutre ! Mais l'expérience de plus de 40 ans nous a prouvé qu'il s'agissait de l'alliage le mieux toléré ! Des études suédoises et allemandes le confirment. C'est d'ailleurs le métal utilisé en bouche depuis le plus longtemps puisqu'on a retrouvé des prothèses en or et en ivoire de défense d'éléphant dans des momies de l'Égypte ancienne !

Pourquoi l'inlay est-il si fiable ?

Principalement parce qu'il possède un biseau. En effet, le problème de toute obturation, est que les coefficients de dilatation et de rétraction sont différents de celui de la dent. Si l'on nettoie une carie et que l'on insère un matériau venant simplement s'appuyer contre la paroi dentaire, les infiltrations se produiront immanquablement.

Pour pallier cela l'inlay possède un biseau qui permettra de maintenir le contact entre l'inlay et l'émail lors des variations volumétriques (fig. 20). De plus l'inlay étant scellé l'étanchéité sera toujours assurée sur son pourtour. C'est cette différence fondamentale qui permet à certains de nos inlays de durer jusqu'à 45 ans comme ceux que nous avons revus dernièrement (fig. 21).

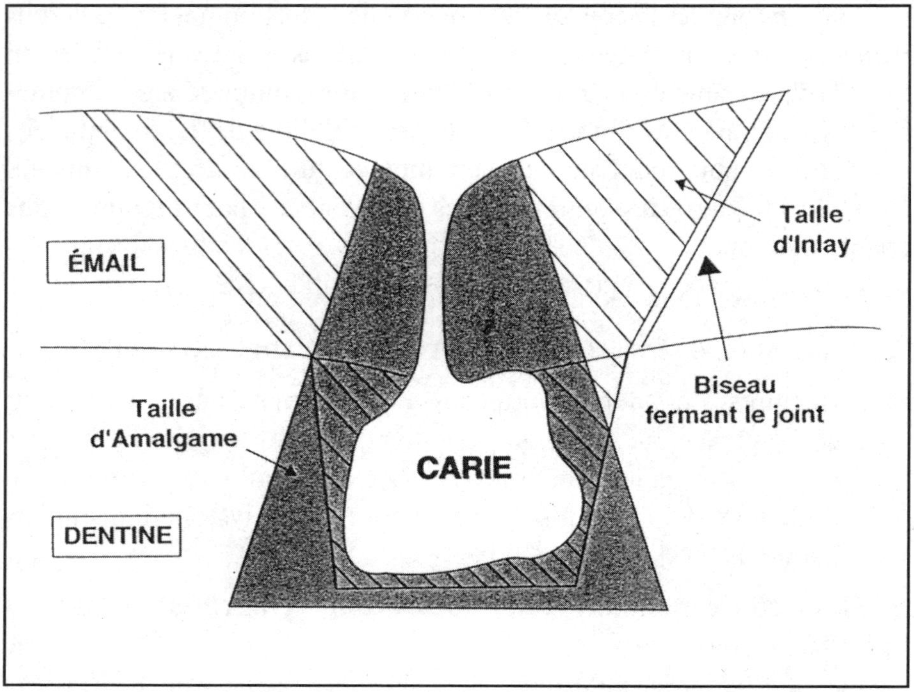

Figure n° 20

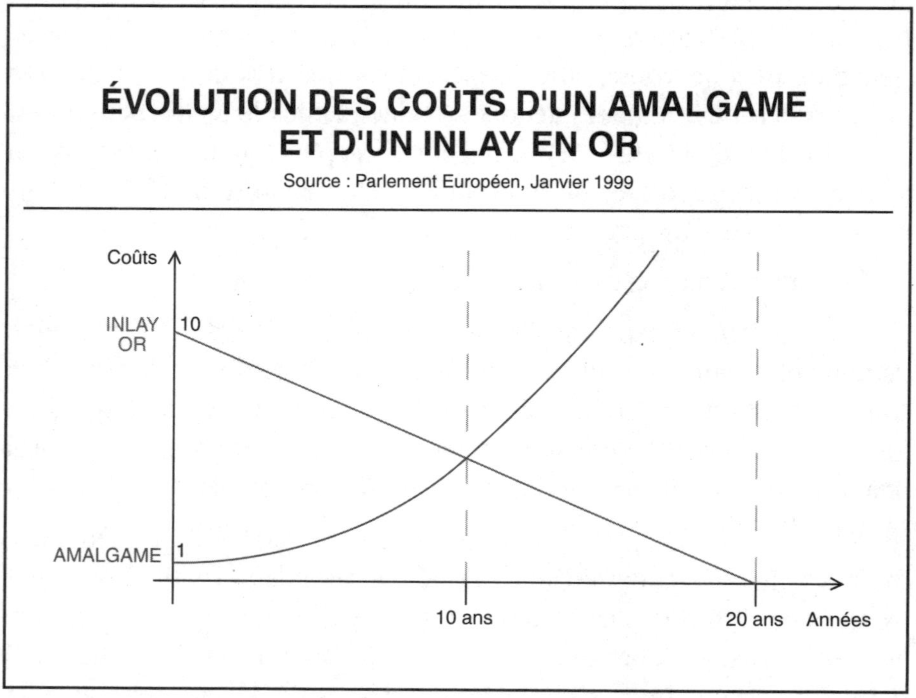

Figure n° 21

L'or possède un dernier avantage ; il a un coefficient d'usure proche de celui de l'émail dentaire. Cela signifie qu'il ne risque pas d'y avoir de surcharge sur un inlay, comme cela peut se produire avec certains matériaux trop durs comme les céramiques alumineuses.

Pour ce qui concerne les céramiques, plus volontiers utilisées lorsque l'on se trouve dans des zones plus visibles, il faut savoir que le terme "céramique" ou "porcelaine" recouvre des réalités techniques différentes. Beaucoup de céramiques ont un indice de dureté allant de 6 à 800 HV alors que l'émail dentaire lui est à 300 HV !

Les plus acceptables sont les céramiques dites "basse fusion" dont la dureté s'élève environ à 400 HV.

Elles présentent plusieurs avantages :

- tolérance biologique élevée,
- pas de conductibilité électrique,
- esthétique (parfois difficile à distinguer d'une dent naturelle),
- enfin, elles sont plus fiables que les obturations en amalgame ou en composite, sans atteindre les sommets obtenus par les inlays en or.

Nous déconseillons fortement les céramiques ordinaires ou "bas de gamme", pour les raisons suivantes :

- certaines d'entre elles sont radioactives, cela étant dû aux colorants utilisés pour assortir les teintes à celles des dents naturelles,
- certaines contiennent de l'amiante, toxique puissant.
- enfin les céramiques "alumineuses", utilisées pour réaliser des couronnes et des bridges sans support métallique, contiennent comme leur nom l'indique, de l'aluminium dont on a beaucoup parlé ces dernières années, le présentant comme un toxique puissant !

Par ailleurs, leur dureté est phénoménale, ce qui entraîne l'usure des dents antagonistes, des ébranlements de racines et des malocclusions parfois sévères.

XII.

TROIS CAS CLINIQUES :

— Cas n°1 —

Au mois de mars 1987, nous recevons Madame N… habitant la Normandie, femme au foyer, ayant élevé trois enfants, tous en bonne santé. Ses ascendants, d'après elle, se portent bien. Son médecin traitant nous l'adresse, ayant entendu parler de nos recherches et de nos publications sur la Sclérose en Plaques. Elle souffre de S.E.P. de type récurrent. Elle a présenté une douzaine de poussées en 3 ans :

- la première a eu lieu en mars 1984, se traduisant par une importante baisse de la vision à l'œil gauche, "guérie" en un mois par un traitement cortisonique ;
- 6 mois plus tard a lieu la deuxième poussée : la jambe gauche devient douloureuse et la force musculaire décroît ;
- troisième poussée début 1986, la jambe droite présente des fourmillements et perd de sa puissance musculaire ;
- quatrième poussée, à la fin de 1986 les deux membres inférieurs perdent de leur puissance musculaire, Madame N… ne peut pas couvrir une distance supérieure à 400 mètres ;
- de fin 1986 au début 1987 Madame N… fait des poussées qui aggravent sont état général, espacées d'environ trois semaines. Les médicaments chimiques n'ont pas d'effet.

Madame N… lors de notre première rencontre est incapable de se tenir debout les yeux fermés. Elle est incapable également de marcher droit, sans canne. La puissance des muscles des quatre membres a été fortement diminuée. Elle répond de façon positive à l'épreuve de Babinski au niveau des deux pieds. D'après le Garnier-Delamare, il s'agit de : « *l'extension du gros orteil et accessoirement des quatre autres, sous l'influence de l'excitation de la plante du pied qui, normalement, provoque leur flexion* ».

Madame N… est incapable de procéder à des mouvements rapides des poignets (adiadococinésie).

L'examen endobuccal révèle :

- la présence de 8 amalgames dont 2 de taille importante,
- la présence de taches grises (taches d'argyrose) au niveau des collets des deux dents porteuses des plus gros amalgames,
- des déchaussements assez importants de l'ensemble des dents,
- la zone" beurre frais", caractéristique, en limite du palais mou et du palais dur.

Les tests électriques réalisés en bouche, indiquent des différences de potentiel de 260 millivolts entre les plus grosses obturations métalliques.

L'examen irien révèle :

- une tache couleur brun orangé dans chacun des deux iris et localisée à 5 heures à gauche, à 7 heures à droite, indiquant des problèmes intestinaux confirmés par Madame N… Ces points orangés révèlent également la présence de mercure dans l'organisme ;
- des signes de décalcification apparaissent sous forme d'images vacuolaires au niveau de la trame des iris, qui apparaît anormalement lâche ;
- enfin il existe des gérotoxons entourant les deux iris. Il s'agit d'anneaux de couleur plus sombre que l'iris et l'entourant sur tout son pourtour. Ils sont révélateurs de fatigues et de perturbations immunitaires.

L'examen onychologique indique ;

- la présence de deux lunules sur dix, révélatrices d'un manque de réserve vitale ;
- des zones blanchâtres indiquant des problèmes circulatoires (vérifiés par le différentiel de chaleur entre les deux mains) ;

– des striures longitudinales révélatrices de carences alimentaires certainement dues au dysfonctionnement enzymatique entraîné par la présence de mercure.

Le schéma alimentaire, apporté par la patiente à notre demande, révèle une alimentation :

– beaucoup trop riche en produits farineux :
  – pain,
  – croissants,
  – tartes salées ou sucrées, etc. ;
– trop riche en acides gras saturés :
  – produits laitiers,
  – fromages,
  – viandes de boucherie ;
– trop riche en aliments cuits.

Par contre, l'alimentation est pauvre en :

– légumes crus,
– fruits crus,
– acides gras polyinsaturés.

Nous avons demandé à Madame N... de faire procéder à des dosages du mercure dans la salive, les cheveux et les selles. Un mois plus tard les résultats nous arrivent :

– 260 microgrammes de mercure par kilo de selles (la norme étant inférieure à 10 microgrammes par kilo).
– Dans les cheveux : 5 microgrammes par gramme, alors que la dose maximale est de moins de 3,6 µg.
– Dans la salive : 37,8 microgrammes par litre alors que la dose maximale est de 2,7 µg.

Étant donné l'état de Madame N..., nous avons, dès la première entrevue mis en place le processus d'élimination mercurielle par ce qui est maintenant l'"EXOMERCUR"-BASE complété par des bains de bouche à la Coriandre (bains de bouche "EXOMERCUR").

La dépose des amalgames s'effectua dans les règles de l'art, comme nous le préconisons :

– pose de digue,
– pose de masque (à la patiente),
– ventilation du cabinet,

– section des amalgames en particules les plus grosses possibles pour éviter la pulvérisation du mercure.

La dépose des amalgames fut protégée par la prise d'"EXOMERCUR" et dura 3 mois. À l'issue de ce traitement, nous avons conseillé à Madame N... de poursuivre le traitement de la chélation du mercure à l'aide d' "EXOMERCUR-PHYTO+" (Coriandre, Ail des ours, Chlorella).

Un temps de latence fut observé dans le traitement de la chélation. Au bout de 3 mois, le même dosage mercuriel qu'au début fut demandé, qui révéla un taux de mercure revenu à des doses acceptables, c'est-à-dire moins de 10 microgrammes de mercure par kilo de selles, moins de 3,60 microgrammes de mercure par gramme de cheveu et moins de 2,7 microgrammes de mercure par litre de salive.

Madame N... appliqua à la lettre les principes alimentaires que nous lui avions inculqués. Au bout de 2 ans, les symptômes que Madame N... ressentait avaient complètement disparu !

Elle est à nouveau en parfaite santé, s'occupe de ses petits-enfants et s'oblige à une marche quotidienne de 2 heures !

*

*   *

— CAS n°2 : MONSIEUR P... , CADRE COMMERCIAL —

Monsieur P... vient nous consulter pour la première fois en juin 1994. Il est âgé de 34 ans, son état de santé déplorable. Il ne peut rien faire tout seul ayant besoin d'aide, aussi bien pour prendre sa douche que pour s'habiller ! Il se déplace appuyé sur des cannes anglaises, très raide, penché en avant, balançant son tronc et ses jambes, vers l'avant, vers l'arrière et par les côtés pour garder son équilibre. Il est incapable de plier les jambes et de se relever quand il est couché. Le tableau est poignant !

L'anamnèse révèle que le diagnostic de Sclérose en Plaques fut posé alors qu'il avait 29 ans, 4 ans après l'apparition de troubles de l'équilibre et de la tonicité musculaire au niveau des jambes, succédant à une période de dépression. Par la suite, la paralysie des membres inférieurs devint de plus en plus handicapante, accompagnée de troubles visuels, d'un grand état de fatigue et de fréquents troubles du transit avec diarrhées tenaces.

Monsieur P... s'était fait poser de nombreux amalgames aux environs de l'âge de 20 ans. Quelque temps après, ayant entendu évoquer leur toxicité, avec des troubles correspondant aux symptômes ressentis après la pose des amalgames, il avait demandé à son praticien dentaire de les lui déposer, ce que celui-ci avait réalisé **sans précaution aucune ! Peu de temps après,** survenait la dépression et les premiers signes de Sclérose en Plaques. De plus, Monsieur P... consommait un paquet de cigarettes par jour et ce, depuis son service militaire.

L'examen endobuccal faisait apparaître :

- la présence de mercure avec des problèmes parodontaux (déchaussement des gencives au niveau de l'ensemble de ses dents),
- des potentiels électriques entre les dents porteuses de composites,
- l'habituelle coloration jaune "beurre frais" entre le palais dur et le palais mou.

L'étude des iris révélait une trame très lâche avec un gérotoxon très net.

L'examen onychologique (examen des ongles) révélait :

- des taches blanches de leuconychies sur bon nombre d'ongles,
- deux lunules sur 10 indiquant une dévitalisation de l'individu,
- des ongles bombés caractéristiques du tabagisme.

Les dosages mercuriels annoncés par le laboratoire étaient les suivants :

- 180 microgrammes de mercure par kilo de selles au lieu de moins de 10 !
- 18 microgrammes par litre de salive, la norme étant située à moins de 2,7.
- 7,6 microgrammes par gramme de cheveu, la limite étant fixée à moins de 3,60.

Monsieur P... entreprit un traitement de 9 mois, comprenant les anciennes préparations identiques à :

- EXOMERCUR-BASE,

– EXOMERCUR-PHYTO+,

– EXOMERCUR Bains de bouche.

Par ailleurs, les douze dents ayant porté des amalgames et des composites furent nettoyées. Des inlays en or et des couronnes en céramique furent posés. Dès le début du traitement un régime alimentaire identique au modèle ci-dessus fut instauré avec suppression absolue du tabac (grandement aidée par des séances d'hypnose).

Une évolution lente et régulière s'ensuivit :

– au bout d'un an il pouvait monter les escaliers,

– au bout de 2 ans, il marchait à peu près normalement,

– 3 ans après le début du traitement, il a retrouvé la force dans les mains et les jambes,

– l'année suivante il conduisait sa voiture,

– il a repris son travail au bout de 7 ans.

Il est à présent en parfaite santé et suivi normalement par son naturothérapeute.

*

* *

— Cas n°3 : Mademoiselle A…, 35 ans, secrétaire de direction, habitant la région PACA —

En septembre 1994, elle vient nous consulter avec un volumineux dossier et une histoire assez classique. En plus des nombreux certificats et attestations on trouve :

– un compte-rendu d'IRM indiquant la présence de nombreux foyers de démyélinisation,

– les résultats d'une ponction lombaire révélant des immunoglobulines anormalement réparties.

La Sclérose en Plaques, de type intermittent a débuté en 1985, à la suite de la rupture d'une liaison qui durait depuis 3 ans et de la perte de son père auquel elle était très attachée. Par ailleurs, Mademoiselle A… avait des dents fragiles, traitées depuis son enfance puisqu'elle possédait une boîte contenant ses dents de lait dont les plus importantes étaient porteuses d'amalgames dentaires. Lors de sa première visite, elle avait 12 amalgames !

La première poussée de la maladie eut lieu en 1985. Les troubles étaient :

- crampes musculaires,
- perte d'équilibre,
- perturbations sensorielles avec fourmillements et forte diminution de la sensibilité au froid, au chaud et au pincement,
- asthénie,
- fatigue importante.

8 mois plus tard intervenait une deuxième poussée avec :

- augmentation des troubles sensitifs,
- paralysie des membres inférieurs.

Il n'y eut pas de nouvelle poussée avant mars 1993, mais la sensibilité au froid et au chaud ainsi que les fourmillements avaient persisté entre temps. En mars 1993, survient la troisième poussée et surgissent les troubles visuels, consistant en une diminution de l'acuité visuelle à gauche, qui sera traitée par des anti-inflammatoires.

En septembre 1994, les investigations faites par nous en bouche, au niveau de l'iris et au niveau des ongles révèlent une intoxication majeure aux métaux lourds.

Les dosages mercuriels réalisés en Allemagne indiquent :

- dans les selles : 230 microgrammes de mercure par kilo, (la norme étant de moins de 10),
- dans les cheveux 12,1 microgrammes par gramme (la norme étant moins de 3,6),
- dans la salive 32,3 microgrammes par litre (la norme étant moins de 2,7).

Le traitement de chélation du mercure interviendra immédiatement après les prélèvements pour dosages mercuriels. Il comprendra l'équivalent des trois formes d'EXOMERCUR :

- EXOMERCUR-BASE,
- EXOMERCUR PHYTO+,
- EXOMERCUR Bains de Bouche.

Pendant ce temps la dépose des amalgames s'effectuera avec les précautions habituelles et dans l'ordre convenu.

Le régime alimentaire habituel sera instauré avec :

- proportions de 50/30/20 (50% de légumes et de fruits, 30 % de protéines et 20 % de glucides),
- abstention de tout produit laitier et de toute céréale contenant du gluten,
- ingestion quotidienne de 2 cuillerées à soupe d'extrait lipidique d'acides gras polyinsaturés contenant tous les omégas 3 et les omégas 6, contenus dans les huiles de :
  - onagre,
  - bourrache,
  - noisettes,
  - chanvre,
  - graines de courges,
  - macadamia,
  - rose musquée,

a présent diffusées en mélange sous le nom d' "AROMEGA" par le laboratoire LPAE.

L'ensemble des symptômes de la Sclérose en Plaques a depuis lentement disparu et Mademoiselle A... a pu reprendre son travail depuis 1997. Elle suit rigoureusement le régime que nous lui avons indiqué, mais il lui est resté de ses souffrances psychologiques certaines difficultés psychiques qui nous ont amené à lui proposer un soutien psychologique à raison de quelques séances par an et qui dure encore.

*

* *

XIII.

CONCLUSION

On peut lire dans la littérature médicale et dans la presse que la Sclérose en Plaques est une maladie d'origine inconnue, au cours capricieux et aux manifestations imprévisibles. Son origine étant considérée comme inconnue, aucun traitement causal n'existe donc.

C'est le cas pour toutes les maladies dites "auto-immunes" : voir ci-dessous.

Liste des maladies auto-immunes I	Liste des maladies auto-immunes II
Thyroïdite de Hashimoto	Nephropathie membraneuse idiopathique
Maladie de Basedow	Néphrose lipoïdique de l'enfant
Maladie d'Addison	Sclérose en plaques
Insuffisance hypophysaire	Narcolepsie
Anémie de Biermer	Certaines anémies hémolytiques
Spondylarthrite ankylosante	Certaines granulopénies
Arthrites réactionnelles	Purpura thrombocytopénique idiopathique
Rhumatisme psoriasique	Cirrhose biliaire primitive
Polychondrite atrophiante	Hépatite chronique active
Certaines stérilités	Syndrome de Gougerot-Sjögren
Diabète sucré juvénile	Maladie de Horton et PPR
Myasthénie	Polyarthrite rhumatoïde
Rhumatisme articulaire aigu	Dermatomyosite
Pemphigus	Sclérodermie
Dermatite herpétiforme	Connectivite mixte
Maladie cœliaque	Lupus érythémateux discoïde
Pelade	Lupus érythémateux disséminé

Heureusement, dans le vaste monde existent encore des populations naturelles, pratiquement sans contact avec l'homme "civilisé", n'ayant donc pas bénéficié de ses "avancées techniques" et technologiques comme la consommation de :

– tabac,
– alcool,
– sucre blanc,
– farine blanche,
– produits laitiers,
– médicaments,
– plombages dentaires…

Comme par hasard dans ces "paradis naturels" les maladies dégénératives de civilisation (y compris la Sclérose en Plaques) n'existent pas et les populations vivent très longtemps heureuses et en bonne santé !

Chez nous, les traitements chimiques et antisymptomatiques ont montré leurs limites !

Seul le traitement causal est efficace.

Il s'agit, après avoir éliminé les toxiques et les toxines :

– de permettre à la Nature, dont l'immunité est le bras armé, de rétablir l'état de Santé et de le pérenniser !
– de retrouver une alimentation proche de celle de nos origines ;
– de chasser de l'organisme les métaux lourds et toxiques, dont le mercure issu des amalgames dentaires ou des vaccinations, par une chélation appropriée basée sur des produits naturels respectant les équilibres ioniques indispensables à la bonne santé ;
– et de déposer dans les règles de l'art (malheureusement pas enseigné en France) les amalgames dentaires (ou plombages).

Tout cela n'est pas simple pour tous, mais cette double démarche est la seule à même d'amener à la guérison, au pire une amélioration spectaculaire de l'état de santé !

Pour tous renseignements :

Dr Bernard MONTAIN – Tél : 01 69 09 26 64

Site internet : http://www.docteur-bernard-montain.com

BIBLIOGRAPHIE

BASTIDE Madeleine (Professeur) – Immunologie et globalité – *Æsculape* n° 21 – Nov-Déc. 1999 (pages 19-23)

BINET Claude – *Vitamines et vitaminothérapie* – Editions Dangles – 1981

BOURDIOL R. J — *Traité d'irido-diagnostic* – Maisonneuve – 1975

BOYE Jean-Paul – *Vie et Mort des Antibiotiques* – Librairie de Médicis – mai 2000

CARTON Paul (docteur) – *Traité de Médecine, d'alimentation et d'hygiène naturistes* – Maloine – 1920

CASTRONOUD Vincent (Professeur) (Université de LIEGE) – De l'impact de la nutrition sur les systèmes immunitaires – *Bio serv info* – 4ème tr. 2000

CONFAVREUX C., SADDIER P., SUISSA S., BOURDES V., VUKUSIC S., Vaccinations and the risk of relapse in multiple sclerosis", "Vaccines in multiple slcerosis study group – *New England Journal of Medicine* – 2001 (344)

FAUDEUX Dominique (docteur) – Sclérose en Plaques : Incertitudes et voies de recherche – *Le Généraliste* – Vendredi 24 septembre 1999

GARNIER-DELAMARE (24e édition) – *Dictionnaire des termes en médecine* – Maloine – 1995

GUENARD Henri (professeur) – *Physiologie humaine* – Ed. Pranel – 2003

HOSTETLEN L. – Vaccinations in multiple sclérosis – *New England Journal of Medicine* – 2001 (344)

JACQUEMIN Jean-Michel – *Ce fameux nuage : TCHERNOBYL* – Editions Sang de la Terre – 1998

JAU-FEI CHEN (docteur) – *L'immunologie nutritionnelle* – Tropical sunrise editeur – 1995

JOYEUX Henri (docteur) – *Alimentation et Cancer* – Editions O.E.I.L. – 1985

KOUSMINE Catherine (docteur) – *La Sclérose en Plaques est guérissable* – Editions Delachaux et Niestle – 1984

LETONTURIER Philippe (docteur) – *Immunologie générale* – Editions Masson – 1996

MANTEAU René (professeur) – *La Sclérose en Plaques* – Odile Jacob – 1998

MASSON Robert – *L'Immunité retrouvée* – Editions Albin Michel – 1997

MERCIER Laurent (docteur) – *La S.E.P. en mutation* – *Le Généraliste* n° 2056 – 29 sept. 2000

MERCK (manuel) – Editions d'Arens – 1994

MONTAIN Bernard (docteur)
Les Syndromes secs – Guy Trédaniel Éditeur – -2000
Traité d'Aromathérapie buccodentaire – Guy Trédaniel Éditeur – 2002
Les Dangers des plombages – Guy Trédaniel Éditeur – 1998
La Santé à pleines dents – Guy Trédaniel Éditeur – 1998

NICOLAS Jean-Claude et Dr Gérard PACAUD (docteurs) – *Le temps des virus* – Éditions Philippe Lebaud – 1998

PANORAMA du MÉDECIN n°4752

PASSEBECQ André
Cours d'harmonisation énergétique – Naturazur-Vence – 1991
Onychodiagnostic – Ed. Vie et Action – 1995

POUSSET Florence – Historique de l'étiologie de la Sclérose en Plaques – *Journal de l'Association de Neuro-Psycho-Pharmacologie* –Novembre 2002

SCHMITT Jean-Noël (docteur) – L'avenir de la Phytothérapie – Journal *VOTRE SANTÉ* – Juillet-Août 2001

SEIGNALET Jean (docteur)
L'Alimentation ou la troisième médecine – Ed. François Xavier de Guibert – 1998
Nutrithérapie et maladies auto-immunes – *Æsculape* supplément n° 21 – oct. nov. 1999

SERVACOME Jean (pharmacien biologiste) – L'immunité malmenée par les vaccins – *Vous et votre Santé* – Mai 1999

TABLE DES MATIÈRES

Achevé d'imprimer en octobre 2009
sur les presses de la Nouvelle Imprimerie Laballery
58500 Clamecy
Dépôt légal : octobre 2009
Numéro d'impression : 910113

Imprimé en France

La Nouvelle Imprimerie Laballery est titulaire de la marque Imprim'Vert®